# 新编临床危重症诊疗与护理

郭 敏 等 主编

汕頭大學出版社

**图书在版编目(CIP)数据**

新编临床危重症诊疗与护理 / 郭敏等主编. -- 汕头：汕头大学出版社，2023.3

ISBN 978-7-5658-4981-7

Ⅰ. ①新… Ⅱ. ①郭… Ⅲ. ①险症－诊疗②险症－护理 Ⅳ. ①R459.7

中国国家版本馆CIP数据核字(2023)第050466号

**新编临床危重症诊疗与护理**

XINBIAN LINCHUANG WEIJI ZHONGZHENG ZHENLIAO YU HULI

主　　编：郭　敏　等

责任编辑：陈　莹

责任技编：黄东生

封面设计：中图时代

出版发行：汕头大学出版社

广东省汕头市大学路243号汕头大学校园内　邮政编码：515063

电　　话：0754-82904613

印　　刷：廊坊市海涛印刷有限公司

开　　本：710mm×1000mm　1/16

印　　张：7.5

字　　数：120千字

版　　次：2023年3月第1版

印　　次：2023年4月第1次印刷

定　　价：88.00元

ISBN 978-7-5658-4981-7

# 前　言

危重症是指那些临床情况不稳定或潜在不稳定的，一个或多个器官与系统功能受累，已经或潜在危及生命的疾病或综合征。危重症医学是现代医学的一个临床学科，是医学进步的重要标志之一。危重症医学主要研究内容是危重症发生、发展的规律，以及对危重症进行预防和治疗。危重症一直都是医学研究和临床医疗的重大课题，也是影响疾病治愈率提高的主要困难所在。重症加强治疗病房（ICU）为危重症医学的临床基地，集中了医院内德危重患者，在医疗系统中发挥着越来越重要的作用。随着医学理论的发展，科技水平的进步和临床医疗的迫切需求，危重症医学在世界范围内已经走过了从无到有的历程，正在显示着越来越活跃的生命力。

随着人类寿命的延长，危重症患者占住院人数的比例在增加，危重症医学的理论及技术也取得了明显的进步。这种进步不仅对 ICU 的建设、组织结构、管理等方面的发展起了重要的推动作用，也对 ICU 的工作提出了新的要求。近年来，已经有众多的研究结果发现，在 ICU 的组织结构方面，可以改善患者预后的相关因素主要包括：ICU 必须具有完整的专业人员梯队；这个梯队应由危重症医学专业医生领导；这个梯队的医生应是 ICU 得专职医生，能够及时发生病情变化，并及时出现患者身边，亲自处理临床问题；患者的医疗工作应由 ICU 医生负责，患者原来的医生应以会诊方式参与其中。这些结果告诉人们，以这种形式组建 ICU，不仅有利于 ICU 的管理，更重要的是有利于患者预后的改善。也许，在一些单位尚不能将工作进行得如此规范，但这种可以降低患者病死率的工作模式为我们提供了努力的方向。

在这种情况下，编者编写了这本《新编临床危重症诊疗与护理》，就危重症医学及其相关问题进行了介绍。作者以实用角度，从临床常用技术、常见问题出发，选择危重症医学的一些较新的诊疗成果，并结合自己的临床经验进行阐述，将有助于读者加深对危重症患者的诊断、监测、治疗以及相关护理的认识和理解。

作　者

2022 年 2 月

# 目　录

# 第一章　灾难事故的急救和病人的周转

## 第一节　灾难事故的急救

重大突发事件、局部战争、恐怖事件、特种意外伤害已成为当今“世界公害”。当灾害或意外发生时，第一时间内现场死亡人数是最多的，对现场急救来说，时间就是生命。传统的急救观念往往使得处于生死之际的伤员丧失了最宝贵的几分钟、十几分钟的“救命黄金时间”。所以必须提倡和实施现代救护的新概念和技能，重视伤后1小时的黄金抢救时间，10分钟的白金抢救时间，使伤员在尽可能短的时间内获得最确切的救治，最好将救命性外科处理延伸到事故现场。

### 一、灾难的定义

#### （一）世界卫生组织的定义

世界卫生组织将灾难定义为任何给灾区造成重大破坏，严重经济损失，给人类生命造成大量伤亡，在一定程度上损害健康和破坏卫生服务的事件，也就是指突发事件造成伤患的数目与治疗所需的医疗资源失衡的情形。

#### （二）美国疾病预防控制中心的定义

美国疾病预防控制中心于2001年12月21日制定的国家突发公共权利标准

法案草案，将灾难事件定义为："发生的或即将发生的，威胁健康或引起疾病的事件。"这些事件可由生物恐怖事件、传染病或生物毒素、自然灾害、化学或核武器的恐怖袭击或事故泄露所引起。这些事件可造成大量受感染人群死亡，严重的或长期的残疾，暴露于可以导致长远健康危害的大量病原体或毒物之中。

### （三）中国对灾难的定义

中国2003年5月颁布实施的《灾难事件应急条件》中规定：灾难事件是指突然发生，或者可能造成社会公众健康严重损害的重大传染病疫情、群体不明原因疾病、重大食物中毒以及其他严重影响公众健康的事件。

## 二、灾难事故现场方案的制订

### （一）指挥方案的制订

灾难事故发生后，迅速建立强有力的现场医疗救援指挥机构极为重要，其组成必须包括医疗管理部门负责人和医疗救援专家，这种组合既有医疗行政命令的指挥能力，又有科学严谨的医疗指导能力，从而保证现场救援顺利进行。

每一位参加现场救治的医护人员都应该具有独立作战的能力，能果断处理各种伤病员；同时，作为抢救队伍的一员，又必须服从统一指挥，且与其他救护人员通力合作，共同并充分利用团队的力量和资源。

### （二）救治方案的制订

因为灾难事件的种类和分级不同，所以对灾难的紧急医疗救援行动也应该分级响应。应对灾难的最大困难在于它的不可预见性，而要有效地应对灾难事件，就必须制订有很强针对性的应急预案。应急预案是针对可能发生的重大灾害事故，为保证迅速、有序、有效地开展应急与救援行动、降低事故损失而预先制订的有关计划或方案。制订计划的原则是：①统一领导、分级负责；②依法规范、科学决策；③属地管理、明确职责；④整合资源、信息共享；⑤以人为本、急救优先；⑥反应及时、措施果断；⑦加强合作、减少危害。

现场应急医疗救援的主要任务有：①对伤病员进行快速检伤分类，首先要检出生命受到威胁的危重伤员，并紧急处置其致命伤；②对危重伤病员应保持其气道通畅和氧的供给，并维持循环稳定，以满足其基本的生命需要；③迅速安全地将所有伤员疏散或转运到具有救治能力的医院。围绕这三项任务，应急医疗救援人员应根据灾情与伤情的整体情况及现场可利用医疗资源等条件，紧急制订现场救援方案，并在现场医疗指挥的监督下，进行严格组织实施。

1. 强调安全第一的现场救治原则

现场医疗救援强调安全第一，即伤病员的安全和救援人员自身的安全。这就需要救援人员在进入现场前，应根据灾害事故的性质采取必要的安全防护措施；到达现场后还要立即判明周围环境是否安全，确定是否处于危险境地或排除可能造成继续伤害的各种因素。虽然重伤员应尽量就地抢救，但在环境危险程度不允许就地处置时，应移至安全处再进行检查处置。

2. 分级救治与合理转运相结合的方法

首先应全面清查受伤人数，迅速判定全体伤员伤情的轻重缓急，不要仅仅判定受伤的种类，而应着重判别其危及生命的严重程度或致命性的并发症。通常情况下将伤员分为四类，并给予相应的分级、分区急救处理和及时转运。在医疗资源不足的灾害现场，必须合理利用有限的人力物力，达到救治尽可能多的，有生存希望伤员的目的。因此，伤员分级处理及转运，不能单纯以伤情的轻重来判定是否给予优先救治，而是对那些可以获得最大医疗救治效果的重伤员实施优先救治，其他轻伤可给予简单处理，濒死或特重伤救治无望成活者可暂不做处置，以免过多牵涉医护人员精力，而延误大多数有望救治成活的危重伤病员的救命治疗。

3. “先救命，后治伤”的现场救治程序

只有在生命得以拯救之后，才谈得上减轻伤残或恢复功能的问题。故应首先考虑伤病员的呼吸、循环状况，或是否有缺氧和休克等致命问题。在条件允许时应尽早吸氧、积极止血并适当补液，给予呼吸循环支持始终是医疗救援的关键内容。

### （三）转运方案的制订

1. 危重伤病员的转运

对危重伤病员必须进行必要的现场处置后再转运。例如，活动性大出血患者应先止血处理、气道梗阻的患者要保持气道通畅、脏器外溢时须进行减压与包扎、严重脊柱骨盆或长骨干骨折的患者须先进行临时外固定等。一般不采取“scoopandgo”的原则，即使用铲式担架将伤病员“铲”起就走的做法。此种方法表面上缩短了伤病员接受正规医疗之前的滞留时间，但由于忽视了危重伤病员的紧急救命处置和转运途中可能造成的“二次损伤”，而使伤员总的救治成功率下降，伤残率反而有所升高。但也不能过度强调现场处置，而过多地延长现场救治和转运的时间，延迟必需的早期专科手术或医院内的高级医疗救治。

2. 生命支持问题

关于灾害事故现场的伤员是应该“迅速转运”还是“生命体征稳定后再转运”，还存在争议。但大多数学者认为应对危重伤病员，现场进行必要的基础生命支持（BLS），即徒手心肺复苏、吸氧、止血、包扎和严重骨折的临时外固定等非侵袭性干预措施，而对于现场实施高级生命支持（ALS），即气管插管、静脉输液用药、休克裤使用等侵袭性或操作复杂的治疗，则多有疑义。其主要原因是现场进行 ALS 抢救可能延误运送患者至医院的时间，而且没有任何一项 ALS

干预方式被明确证明在院前急救中对严重创伤患者有益。

3. 可进行途中救治

迅速转运是现场医疗救援的主要原则，尽可能在伤员转运途中进行输液等医疗操作，必要时可停车进行抢救。

## 三、灾难事故的现场检伤分类

现场检伤分类的目的是合理利用灾害现场有限的医疗救援资源，对成批伤病员进行及时有效的检查处置，达到挽救尽可能多的伤员生命，最大限度地减轻伤残程度，以及安全迅速地将伤病员转运到有条件进行进一步治疗的医院。

### （一）现场检伤分类的要点

（1）进行现场检伤分类是一项专业性很强且关系重大的工作，虽然最先到达现场的医护人员须尽快进行检伤分类，并尽可能由具有一定创伤救治经验的高年资医生进行最后复检确定，切不可“走马观花”。

（2）检伤人员须时刻关注全体伤员，而不是仅检查救治某个危重伤员，应处理好个体与整体、局部与全局的关系。

（3）现场检伤时的检查方法须简单易行，既认真又要迅速。任何延误就意味着放弃生命。

（4）一般的医疗专科检查分类主要是为便于决定采取相应的治疗方法，但现场检伤分类的主要目的是救命，故其重点不是受伤种类和机制，而是创伤危及生命的严重程度和致命性并发症。

（5）因严重创伤后伤情复杂多变，检伤人员须认识到检查结果仅仅是一时的“状态”，只是伤情发展变化“过程”中的一个阶段，故对于危重伤员需要在不同的时段由初检人员进行反复检查记录，并比较前后检查结果的动态变化，即对伤情进行“再估价”。

(6) 通常初检完成，当伤员脱离危险境地进入安全的“伤员处理站”，并已经接受初期急救处置后，还应该进行复检。复检对于昏迷、聋哑伤员或小儿更为重要，已有经验证明，很多“黄标重伤员”是在复检中发现的。

(7) 初检时主要注重危及生命伤情的病理过程（如呼吸道堵塞、活动性大出血等）；伤情相对稳定后的复检，则应该对伤员按系统或解剖分区进行检查。复检后还应根据最新获得的伤情资料重新进行分类，并采取相应的更为恰当的处理方法。对伤员进行复检再估计时还应该将伤员的性别、年龄、一般健康状况和既往疾病等因素考虑在内，注意同样的损伤对不同的人可以导致不同的后果。

(8) 检伤中应尽量减少翻动伤员的次数，并选择合适的检查方式，须避免造成“二次损伤”（如脊柱损伤后不正确翻身，造成脊髓的医源性损伤）。注意检伤不是目的，不必在现场强求完全彻底。当检伤与抢救发生冲突时，应以救命为先。

(9) 检伤中应着重认真检查那些“不声不响”反应迟钝的伤员，因其多为真正的危重者；而那些尚能够“大喊大叫”的伤员，虽容易引起救助者注意，但其伤情未必真的非常严重。

(10) 双侧对比是检查伤员的简单有效方法之一，如果在检查中发现双侧肢体出现感觉、运动、颜色或形态上不一致（如肢体活动功能不同，双侧胸廓呼吸运动幅度或呼吸音不对称等），则高度怀疑有潜在损伤的可能。

### (二) 现场检伤分类的方法

目前灾害现场及战场对群体伤的检伤，通常采用“五步检伤法”及“简明检伤分类法” [即简单的分类和快速治疗（simple triage and rapid treatment, START）]。前者主要强调检查内容，后者则将检伤与分类一步完成。二者的共同点均为简单易行并注重生命体征的判定，都是为了迅速将那些有生命危险，但给予紧急处置则可以抢救成功的伤病员鉴别出来，立即给予急救处理，这两种检伤方法快捷简单，不需要借助特殊器械工具，又能够科学准确地判定大批伤员的不同伤情及其危及生命的程度，故建议在初检时选择采用。

1. 五步检伤法

（1）气道检查：首先判定呼吸道是否通畅，有否存在舌后坠、口腔、咽喉、气管异物梗阻、或颜面部及下颌骨折等，并采取相应措施以保持气道通畅。

（2）呼吸情况：观察伤员是否有自主呼吸，每分钟呼吸的次数，呼吸深浅或胸廓起伏程度，双侧呼吸运动的对称性，双侧呼吸音的比较以及伤员口唇颜色等。如疑有呼吸停止、张力性气胸或连枷胸存在，须立即给予相应的人工呼吸、胸腔穿刺减压术或胸廓固定处理等。

（3）循环情况：需估计血压［检查桡、股、颈动脉搏动，如果动脉搏动可触及，则其收缩压分别在 80 mmHg（10.7 kPa）、70 mmHg（9.3 kPa）和 60 mmHg（8.0 kPa）左右；观察指端毛细血管再灌注时间（正常在 2 秒内可再充盈）］和活动性大出血情况，以便及时止血或应用抗休克裤等。

（4）神经系统功能障碍：检查意识状态、瞳孔大小及对光反射情况，有无肢体运动功能障碍或异常及进行昏迷程度评分。

（5）充分暴露检查：根据现场具体情况，短暂解开或脱去伤员衣服充分暴露身体各部位，进行望、触、叩、听等检查，这便于发现危及生命或正在发展为危及生命的严重损伤。

2. 简明检伤分类法（START）

此法可以快捷地将伤员分类，最适用于初步检伤，目前在很多国家和地区都在采用。通常分四步完成：

（1）行动能力检查：首先引导行动自如的伤员到轻伤接收站，暂不进行处理或仅提供敷料绷带等，嘱自行包扎皮肤挫伤及小裂伤，通常不需要医护人员立即进行治疗。但其中仍然有个别伤员可以有潜在的重伤或可能发展为重伤，故需要复检判定。

（2）呼吸检查：对不能行走的伤员，进行呼吸检查之前须打开气道，此时须注意保护颈椎，可采用提颌法或改良推颌法，尽量不使伤员头后仰。检查呼吸须采用“一听、二看、三感觉”的标准方法。

没有呼吸者标黑标，暂不处理；自主呼吸存在，但呼吸次数每分钟超过30次或少于6次者均标红标，属于危重伤病员，常需优先处理；每分钟呼吸次数在6~30次之间者，则开始第三步骤——循环检查。

（3）循环检查：伤病员循环状况的迅速检查可以简单通过触及桡动脉搏动和观察指端毛细血管复充盈时间来完成。搏动存在并复充盈时间<2秒者为循环良好，可以进行下一步检查；搏动不存在且复充盈时间>2秒者为循环衰竭的危重伤员，标红标并优先进行救治。后者多并发活动性大出血，需立即给予有效的止血措施及补液处理。

（4）意识状态检查：在意识状态判断前，首先应检查伤员是否有头部外伤，然后简单询问并命令其做诸如张口、睁眼、抬手等动作。不能够正确回答问题和按照指令动作者，多为危重伤病员，标红标并给予优先处理。能够准确回答问题并按照指令做动作者，可按轻伤员处理，标绿标，暂不给予处置。但依然需要警惕，初检定为轻伤的患者可能隐藏有内脏等严重损伤，或可能逐渐发展为重伤。

3. 其他方法

在急诊科、ICU常用的伤病评分方法，例如，简明损伤程度评分（AIS）、损伤严重度评分（ISS）、创伤损伤严重度评分（triss）及急性生理功能和慢性健康状况评分法——Ⅱ或Ⅲ等均不适用于灾害事故现场大批伤病员的快速初级检伤分类。但院前评价指数（PI）、创伤评分法（TS）或创伤指数（TI）及昏迷分级法（GCS）等是采用数学分级的方法，着重从生理学的角度来评价创伤的严重程度，尤其是观察人体对创伤的生理和病理反应，有利于确定创伤对伤员生命构成威胁的程度，且使用起来也比较简单快捷，不需特殊仪器设备，故也可以在现场检伤复检时参考应用。

### （三）现场检伤分类的标准

伤病员检伤的目的就是为了伤员分类，分类是在现场医疗救援人力物力不足的情况下，决定哪些伤员应该给予优先救治和转运，以达到挽救大多数伤员生命，将伤残程度减低到最低的根本目的。根据检伤的初步结果，通常将伤病员分成四类，并分别给予不同颜色的醒目标志，以此为标准进行先后处置。

一般将伤病员分为危重伤员——红标，优先处置转运；重伤员——黄标，次优先处置转运；轻伤员——绿标，延期处置转运；濒死或死亡伤员——黑标，暂不做处置。

#### 1. 危重伤病员

有危及生命的严重损伤（创伤评分 4～12 分），如窒息、活动性大出血及休克、开放性气胸、内脏溢出或大于 30%～50%体表面积Ⅱ～Ⅲ度烧烫伤等，但经过适当的紧急医疗处置能够救治成功的患者，多需立即标红标，进行现场致命伤的简单处理，控制大出血和保证呼吸道通畅等措施，优先进行转运及尽快手术治疗。

#### 2. 重伤员

有严重损伤（创伤评分 12～15 分），如胸部外伤不伴有呼吸衰竭、腹部外伤不伴有大出血休克、头部外伤不伴有意识障碍、脊柱骨折伴或不伴有脊髓损伤等，经过紧急救治后生命体征或伤情可以暂时稳定，须标黄标，进行现场处理外伤。因与危重伤员相比可以拖延一段时间，故应次优先转运及急诊手术治疗。

#### 3. 轻伤员

没有严重损伤（创伤评分 16 分），如软组织挫伤、轻度烧烫伤等，无需现场特殊治疗，一般可以自行处理，须标绿标，并根据现场条件稍延迟进行转运。

4. 濒死或死亡伤员

遭受致命性损伤（创伤评分≤3 分），如严重毁损性颅脑外伤伴大量脑外露；大面积重度烧伤伴头、胸、腹严重复合伤；已经呼吸心跳停止且没有给予心肺复苏救治超过 12 分钟（成活率≈0），即使再进行急救也必然死亡者；或因头、胸、腹等部位严重外伤而不能实施心肺复苏抢救者。须标黑标，停放在特定区域内，并保存好其证件等所有物品，以备后期查验。

### （四）特殊灾害事故的现场检伤分类

1. 中毒事件

遇有中毒事件，在现场检伤分类之前或同时应注意以下几点：

（1）尽快查明引起中毒的毒物种类（或注意留取毒物样本备查）。

（2）初步判明毒物致人中毒的方式或途径（呼吸道途径、消化道途径及接触中毒等）。

（3）加强自身相应防护，迅速控制毒源及其污染，保护伤病员，中断继续中毒并尽快清除毒物，给予相应解毒剂解毒。

（4）注意是否有中毒以外的其他损伤存在［烧（烫）伤、创伤等］，并进行相应紧急处理。

（5）在检查伤病员呼吸、循环系统致命性损伤情况的同时，还应注意昏迷、惊厥、抽搐等神经系统异常的存在，并适当给予镇静解痉治疗。

（6）当遇有不明物质中毒时，可采取一般处置，保持呼吸通畅并有效供氧，维持循环功能稳定，并按红标伤病员进行迅速转运。

2. 核放射事件

如果伤员受到大剂量核辐射损伤（辐射剂量>6Gy），可以在 10 多分钟内出现恶心、呕吐、腹泻等胃肠道症状，且症状严重程度与受照射剂量成正比。受到致死剂量照射（>10 Gy），还可以很快出现急性脑病，导致昏迷、休克等严重症状。所以除了现场放射性检测结果以外，伤后出现的临床症状也是检伤分类的重要依据。凡在事故后很快出现上述症状者，说明受到了严重放射损伤，均应该分类为红标危重伤病员，并优先处理。当伤员被送到安全区域的治疗站后，可以对其尿、粪或分泌物进行再次放射性测定，并间接推算伤员被污染的程度。

对于并发有创伤或烧伤的放射损伤伤员，在经过“五步检伤分类”或“四步检伤分类”后，如果有胃肠道症状，即使不严重，分类也应该至少上调一级，给予充分重视和优先处理。其他诸如受辐射时间的长短、年龄、原来身体健康状态及疾病等因素，也是现场判定伤员危险程度时应该考虑的内容，但目前尚无规范统一的评分方法，有待进一步完善。

如果伤员以单一的创伤及烧伤为主，可以按照前述方法检伤分类，并确定是否优先处置转运。

3. 淹溺事件

除了经常造成各种机械力创伤以外，如果人体呼吸系统吸入 2.2 mL/kg 的水即可以发生伤员淹溺窒息或严重低氧血症及其他一些并发症。在此类灾害事故中除常规现场检伤分类外，还须根据其特殊的淹溺机制对伤员进行评价。

（1）淡水溺水伤员：将水及杂物吸入气管或肺内，早期损害主要是阻碍了气体交换而窒息死亡，或并发严重低氧血症及呼吸困难，其现场初检亦无特殊性。但当吸入肺内的水被吸收入血，使血液稀释，可以导致伤员急性溶血、血钾和血钠快速升高，甚至出现心室颤动及急性肾衰竭，故在“复检”时应注重发现此类症状，一旦存在应上调一级处理。

（2）海水溺水伤员：将高渗盐水吸入肺内，可以导致血管内的血浆蛋白等大量渗入肺泡内，使肺水肿进行性加重，可以出现顽固的低氧血症。此类伤员早期可以因为吸入的海水量少而没有窒息或呼吸困难，症状较轻，但大多数患者病情变化快，现场应该进行“复检”，防止意外死亡发生。一旦出现呼吸困难，应该认识到其通气障碍并不在气道，而是由于肺泡水肿所致，须给予呼吸末正压通气。

（3）有10%~20%的溺水伤员被发现肺内无水或肺泡内仅有很少水存留，这是因为溺水时人体受到强烈刺激后，反射性喉痉挛闭锁造成的所谓“干性溺水”。对于此类伤员，检伤中不能仅以其肺部症状作为依据，应该综合其呼吸、循环等全身状况进行全面考虑。

（4）溺水伤员检伤中，意识状态及其神经系统体征应该成为检查重点。伤员溺水前后即使头部没有受到剧烈撞击造成颅脑外伤，也可以因为肺内水分吸收，血液稀释导致严重的溺水后急性脑水肿或脑损伤，伤员可以出现癫痫或其他精神异常。

（5）溺水并发其他较严重开放性创伤者，其失血量常难以估计，加之伤口被海水或污水浸泡，可以迅速发展为失血性或感染性休克，此类伤员分类应该上调一级处理。

（6）溺水者如长时间浸泡水中，体能或热量消耗极大，可因寒冷等原因出现低体温等问题，故在检伤中应该增加体温测量，如体温低于28~30℃，应按照红标危重伤员处理，并防止低温导致心室颤动的发生及猝死。

（7）溺水者淹没后约需数分钟或更长时间才会因体内氧含量极度降低导致心跳停止；人体在淹溺后立即出现的“潜水反射”，使心率减慢，外周小动脉收缩及血液向心、脑集中；水温低、水流急造成人体体温下降使代谢水平降低，这些因素都可以使人在缺氧的情况下能够存活较长时间。所以对于呼吸心跳停止的溺水者，要积极进行心肺复苏，不要轻易放弃，尤其是对于心肺储备功能较好的年轻患者。

4. 火灾事件

伤员多以烧伤（包括呼吸道烧伤）和烟火毒气窒息为其特征，部分伤员可以因爆炸、房屋倒塌、跳楼逃生、遭受砸伤或坠落伤等。其中体表烧伤严重程度以损伤深度和面积大小为分类依据：通常烧伤总面积<10%，且无Ⅲ度烧伤者为轻伤，标识为绿标；总面积 10%～50%，Ⅲ度面积<30%为重伤，标识为黄标；总面积>50%，且Ⅲ度面积>30%者为危重伤，标识为红标。

对于伤员呼吸道烧伤问题，目前尚没有简单快捷准确的判定方法，早期因毒气刺激损伤或缺氧等原因，大多数火场伤员都可以表现为呼吸困难，故容易在初检中漏诊。但随伤后气管水肿、肺泡炎或肺水肿等病理过程的进展，伤员的呼吸状况可以不断恶化，有必要进行复检，并随时密切观察。在复检中即使伤员烧伤面积未达危重伤标准，但只要伴有声嘶或发绀缺氧症状，都应该按危重伤员对待，标识为红标，并优先处理。

5. 爆炸事件

除烧伤和一般机械外力创伤外，还可造成爆震伤或弹片、子弹嵌入及贯通伤，故现场紧急处置应借鉴战伤检伤分类经验。其特点主要有：

（1）在体表受伤的同时，由于爆炸冲击波作用人体，可以造成脑、胸、腹的严重内伤或闭合损伤，除某些脏器损伤症状外，还可以因神经、内分泌、心血管及免疫功能紊乱出现“急性挫伤震荡综合征”，表现为呼吸和心率加快及中枢神经系统功能障碍。检伤中应对伤员此类症状进行综合评价，并给予红标及优先处理。

（2）弹片或子弹多属于高速投射物，根据弹道学原理其组织损伤范围程度远较伤口本身广泛复杂，因组织密度不同，射人物可以造成曲折轨迹或弹道，甚至可以因子弹射入人体时的冲击波在体内传导使远离伤口的组织器官受到损伤，故检伤中应给予足够重视。

6. 空难事件

多数造成机械性损伤，如发生爆炸起火还可造成爆震伤、烧伤或烟雾吸入中毒、窒息等，此类损伤均可以按前述方法检伤分类。

航空事故造成的特殊损伤是高空飞行的飞机机舱突然失去密封，舱内压力骤降引起的减压伤、急性重度低氧血症和冻伤。一般出现事故时飞行的高度越高，舱内外压差越大，减压的速度越快，则造成的减压伤越严重。轻者可以出现急性缺氧，急剧胃肠胀气并自口鼻喷出胃内容物；在万米以上高空可以出现血管内气栓，甚至体液沸腾，加之突然降温几十度和剧烈碰撞摔跌，常会造成极为严重的复合损伤。伤员可以在很短的时间内意识丧失，并迅速出现急性心功能衰竭、呼吸衰竭等致命性病理改变。

检伤分类中对曾经遭受空中急剧减压损伤并出现严重头痛、恶心，尤其是呼吸困难或神经系统功能异常等减压伤早期表现的伤员，即使没有其他严重创伤，也应该按照红标危重伤员给予优先处理，并迅速转运到能够进行高压氧治疗的医院急救。

## 四、灾难事故的现场紧急处理

### （一）现场分区管理

原则上通过检伤分类将伤病员分为红标危重伤员，给予优先处理；黄标重伤员，次优先处理；绿标轻伤员，延期处理；黑标濒死或已死亡伤员，暂不做处理。具体实施中应该根据伤员人数、灾害现场环境、场地大小、光源水电供应、医疗救援人力物力资源等情况酌情设立几个特定功能分区。对不同级别的伤病员进行分区和分级处理，有利于提高抢救效率，避免混乱情况出现。除现场指挥调度、通信中心以外，通常设立以下医疗救援分区，有条件时各区设立帐篷，设置明显标志牌，并标以相应色带或色旗。

1. 初检分类区

选择灾害现场就近，且安全、明亮、宽敞的区域，将所有伤病员最先在此处集中，由医务人员执行快速初检分类并标记。随后将不同类别伤病员立即送至相应区域处理。一般插白底红十字标志旗。

2. 危重伤病员处理区

应邻近检伤分类区，并设立宽大帐篷，临时接收红标危重伤员和黄标重伤员，由医务人员酌情给予最必要的治疗，如保持气道通畅并维持呼吸氧供、可疑颈椎骨折予以颈托固定、控制活动性大出血、胸腰椎及长骨干骨折进行临时固定等。一般插红旗和黄旗。

3. 轻伤员接收区

选择空旷的安全场地，只接收绿标轻伤员，不需医务人员立即进行特殊处理。可以提供饮水、食物及简单包扎用敷料、绷带等物品。一般插绿旗。

4. 急救车辆待命区

为急救车单辟停车场及通路，便于出入，并要求司机随时在车内待命，后者十分重要。只有这样才能保证伤员的及时转运。

5. 伤员转运站

由专人负责，并根据伤员救治优先原则统一指挥伤员的转运，避免急救车各自为战，避免从不同区域无序地转运伤员。同时，要求急救车按照指挥中心的指示，将伤员运送到指定医院。指挥中心应联络附近医院，确定伤病员数量和种类，了解各医院的条件及状况，并协调指挥分流疏散伤病员。

6. 临时停尸站

在现场特辟区域，仅停放黑标濒死伤病员或已经死亡者，一般插黑旗。

7. 直升机降落场

根据需要，选择空旷平整场所，供急救直升机起降，以快速转运危重伤病员。一般标白色巨大英文字母“H”，便于驾驶员识别。

各区应指定一名主要管理人员负责协调指挥本区工作，并向医疗救援总指挥负责。各区之间须互相支持协作，保证检伤分类及现场紧急处置工作的顺利进行。

### （二）现场生命支持

现场伤员处置以救命为主要内容，其次才是防止“二次损伤”或尽量减轻伤残及并发症，简单易行，快捷有效。处置方法尽量采用无创措施，一般仅给予基础生命支持（BLS），不得不做的情况下再给予气管插管、补液用药等高级生命支持（ALS）治疗。时刻牢记挽救生命，并在保证安全的前提下，将所有伤病员尽快运送到有条件收治的医院是现场救援的最高目的，而不是在现场做大量治伤工作。

1. 心肺复苏

心肺复苏术是挽救伤员生命的最后防线或努力，也是所有参加灾害医疗救援人员应该掌握的最基本技能。首先凭借高度警惕的救命意识和敏锐的观察力及时发现生命垂危或已经呼吸心跳停止的伤病员是复苏的第一步。现场抢救时判断呼吸心跳停止的方法应力求简单易行。

2. 呼吸支持

（1）体位：在呼吸支持中最容易被忽视的是昏迷伤员的体位问题，简单将伤员置于头后仰卧位，虽然可以防止舌后坠并打开气道，但不能保证不出现误吸的问题，故强调所有昏迷伤病员在现场抢救处置及转运途中如果没有实施气管插管，应该尽量保持在复苏体位，即稳定侧卧位，以利口内呕吐物及唾液、血液流出，避免造成气道堵塞或误吸。对于胸壁广泛损伤造成“连枷胸”的伤员可以采取俯卧位，有利于限制反常呼吸及减少纵隔摆动。没有脊柱损伤的伤员，如果需要还可以采取半卧位，有利于呼吸，并利于将气道内异物、痰液等咳出。

（2）开放气道：头后仰是现场急救防止舌后坠并打开气道的简便方法，但应该注意的是，对于没有颈椎损伤的伤员，也仅可以采用压额抬下颏的方法，以往曾经广泛应用的压额抬颈的方法已经废弃。另外，不同年龄的伤员头后仰的最大角度亦不同，成人为90°（下颏一耳垂连线，与地面垂直）；1~8岁儿童为50°，1岁以下小儿为30°。对于疑有颈椎损伤的伤员，在打开气道时禁忌使其头后仰，可以采用提颌法或改良推颌法，即抢救者蹲跪伤员头前，双手拇指前推伤员下颌，余四指上提下颌支，同时向头顶方向牵引拉直颈椎。抢救者还应该注意随时发现伤员口腔内异物，并及时清除。

（3）呼吸方式：对于呼吸暂停或呼吸困难的伤员，不必急于花费过多的时间进行气管插管。例如，在保证气道通畅的前提下，正确使用简易呼吸器（皮球面罩），有充足的氧气供应时，多数情况下能够维持伤员血氧饱和度达98%~100%，故应该作为首选方法。仅对少数较长时间没有自主呼吸，但又有可能获救的伤员，才在现场施行喉罩通气或气管插管等有创治疗。如果已经实施气管插管，还应该强调将导管牢固绑扎固定，近期临床统计显示意外脱管是造成伤病员窒息死亡的重要原因之一。

（4）潮气量：呼吸支持给予的潮气量不宜过大，在有氧气供应的情况下，以往10~15 mL/kg的标准已经改为6~8 mL/kg（对成人呼吸支持，单手按压气囊至拇指与其余四指对合即可），主要因为大潮气量呼吸弊大于利；但在没有氧气供应的现场抢救，仍然应按10 mL/kg的标准（700~1000 mL）给予。

（5）呼吸兴奋剂：在没有自主呼吸恢复的情况下，不主张应用呼吸兴奋剂，仅在呼吸恢复且自主呼吸不够时，才考虑给予呼吸中枢兴奋剂静注。

3. 循环支持

（1）止血：许多院前急救研究发现，在没有有效止血之前，单纯补液或提升血压不仅不以补足失血复苏成功，反而加重血液丢失降低救治成功率。故有效止血被认为是循环支持的重要内容，必须给予足够重视。

（2）补液：在有条件的情况下或已经采取有效止血措施后，对循环不稳定的危重伤员紧急开放静脉输注0．9%氯化钠溶液，尤其给予少量高渗盐液有一定的抗休克作用，同时为伤情恶化或生命垂危时的抢救用药预留一条通道。但不要在现场勉强为之，切忌过多耽搁时间，以至延误最根本的医院内输血及手术治疗。可以在运送伤员途中进行输液准备，仅短暂停车穿刺置管，然后继续转运并调整补液。心肺复苏期间不主张使用含糖溶液，伤员因应激反应可以产生“胰岛素抵抗”，对外源性碳水化合物等减少利用或不利用，造成一过性高血糖症；还因为低氧代谢状态可以产生大量乳酸，从而加重酸中毒，且可以增加肝、肺负担，并对保护脑组织不利。

（3）休克裤：尽管公认使用休克裤对于血压下降的危重伤员可以起到减少下肢及腹部供血，从而增加心脏和大脑血供的作用，但目前仍然没有充足的临床证据表明其使用可以提高灾害事故现场伤员救治成功率。故休克裤或充气式抗休克装置的使用被列为高级生命支持（ALS）的范畴，并不推荐现场必须应用。

（4）卧位：休克伤员如果伤情允许，可采用头高、足高的“抗休克卧位”，但不要取坐位，因为此类伤病员坐或站起时其头部的血供可以明显减少。

4. 致命伤处置

需要在现场进行紧急处置的损伤主要有活动性大出血、开放性气胸、内脏外溢、肢体毁损或离断、异物刺入、头外伤后脑脊液耳鼻漏、严重骨盆及长骨干骨折、脊柱骨折等。

（1）止血措施：及时有效阻断体表伤口活动性大出血是成功救治的基础，

一旦发现务必立即采取止血措施。首先直接压迫止血，如不能完全止血，可辅以相应动脉间接压迫的方法，并随之给予加压包扎止血。遇有伤员伤口较深或肢体贯通伤，体表压迫止血效果不佳，可给予填塞止血后再加压包扎。对于肢体部分毁损或离断伤员可于上臂上 1/3 处或股中上段结扎止血带止血，但要注意切勿缠扎过紧并须标记时间，以利运送途中每隔 40 分钟松解止血带 1 次（2 分钟/次），让血流通过，防止远端肢体缺血坏死。如果怀疑伤员内脏破裂大出血，须争分夺秒运送到医院手术止血，途中酌情补液抗休克。

（2）开放气胸处理：开放气胸伤员应立即关闭伤口，可用大块厚敷料或衣物填压伤口并加压包扎，避免因胸腔负压不足或两侧压力不等，造成严重呼吸困难或者纵隔摆动，诱发心脏骤停而死亡。

（3）内脏外溢处理：常见于腹部开放伤致腹腔内大网膜及肠管外溢，或颅骨开放凹陷骨折后脑组织外溢，此类伤员可按“减压包扎”的原则处理：①不能将溢出内脏还纳，防止腹腔或颅内感染；②不能直接加压包扎，防止脑组织或肠管血管受压，导致脑或肠坏死。可以先在溢出内脏上覆盖干净薄敷料或毛巾，再加盖饭盒、饭碗等支撑物使内脏免受直接压迫，然后再用三角巾进行包扎固定。

（4）肢体离断伤处理：部分肢体毁损或离断伤可以在有效止血带止血后简单包扎伤口，携带所有离断肢体争取在 6 小时以内，将伤员送达有条件的医院行断肢再植术。断肢、断指可先用干净敷料包裹，将其置于密封塑料袋中并低温保存送至医院。

（5）躯体异物处理：较大异物刺入或嵌入人体，现场不允许拔除，防止伤员在拔除异物后大出血，来不及送到医院就休克死亡。应将刺入异物保持原位，并尽快将伤员送到医院，在充分准备后手术取出。

（6）脑脊液“耳鼻漏”处理：伤员受到头部外伤后如果耳、鼻有血性液流出，有可能是因为颅底骨折致使鼻腔、外耳道与颅内相通，部分脑脊液与骨折出血混合外溢，被称为“颅底骨折后耳鼻漏”。此类伤员处理比较特殊，不能给予填塞止血，因其可以导致耳、鼻内的污血回流入颅内引起严重颅内感染，或使颅压升高形成脑疝，最终使死亡率增加。应将头外伤后有“耳鼻漏”者视为红标危重伤员，立即送往医院观察治疗。路途中不仅不止血，相反嘱其出血侧向下侧卧，使血液及脑脊液流出减压，防止急性颅压升高引发脑疝死亡。

（7）骨折处理：一旦发生骨盆骨折，因其周围多为松软的结缔组织，不能形成限制出血的“压力腔”，一般出血都大于1000~1500 mL。如果出血停止，多是靠血凝块堵塞血管，但转运途中颠簸或搬动伤员都可以因为骨折断端移动摩擦使血凝块脱落，再次引发大出血。所以灾害现场检伤发现骨盆挤压痛阳性的伤员，都应该用布单等用力包裹固定其臀部，使骨盆骨折断端没有移动的余地，保持相对稳定的位置，才能减少发生二次大出血的机会，使伤员安全运抵医院。长骨干骨折临时给予简单外固定，防止骨折的锐利断端在运送途中或搬动伤员时刺断神经、血管，造成不必要的“二次损伤”。对于脊柱骨折伤员处理应执行“原木原则”，即保证伤员受伤脊柱不旋转、不折弯，多采用颈托或脊柱板固定，防止脊髓损伤。

（8）伤口处理：对于严重软组织破损、骨折断端刺出皮肤外露的巨大伤口，现场处理主张采取“三不原则”，即“不冲洗、不还纳、不胡乱上药”。不冲洗是因为冲水可以使凝血块脱落而引起再次出血，且伤口表层污物可以随冲水进入深部组织，诱发严重的骨髓炎或感染；不还纳是为防止牵拉复位骨折移位时可以将夹持的神经、血管损伤，也可以因外露污染的骨折断端不洁复位造成深部感染；不胡乱上药，尤其不往伤口上涂抹油膏类药物或带有颜色的药水，是为了便于伤口清创，手术中辨认神经、肌腱和血管断端，防止错误吻合。

# 第二节　急症患者的转运

急诊医学主要包括院前急救、医院急诊、重病监护病房三个部分，其中院前急救是在从现场到医院的途中进行的，因此，暂时的、应急的处理措施对于一些特殊的重症患者极为重要。如果没有在院前急救过程中所争取的分分秒秒，即使院内条件再好，医师技术再高，抢救也难达到最好的效果，可以说院前急救是急诊医疗体系的最前沿阵地。

## 一、概述

### （一）转运目的

危重患者能否转运，取决于转运利益与风险的综合评估。转运目的是因患者在现治疗单位因条件受限，转往能得到更好救治，包括医疗设备的使用、明确疾病诊断和采取进一步治疗方案的接收单位。

### （二）风险控制

转运危重患者有可能增加死亡率与伤残率。可通过计划、人员、设备三方面控制来降低转运危险，改善患者预后。危重患者转运中的监护与生命支持是不可缺少的，人员与设备也要足以应对预想和突发的抢救需要。

### （三）转运计划

理想的转运是由受过专项训练的转运组实施。在需要院际转运时，转运组并不随叫随到，因此，各医院与科室要制订完善计划，以应对在不能自行完成转运时临时组织人员。切实可行的院际转运计划包括以下 4 个重要因素：

(1) 由医生、护士、呼吸治疗师、医疗管理人员、当地急救员组成多层次小组来计划并实施转运。

(2) 小组根据当地患者数量、转运频率、转运区域和可用资源（人员、设备、急救服务、通信手段）对医院的转运需求提供指导。

(3) 据上述资料制订并实施转运计划。

(4) 转运计划的定期修改和完善。

## 二、院前转运

### (一) 基本原则

在患者的转运工作中应该遵循以下原则：

1. 统一指挥

为保证现场转运资源（车辆、担架、人员及其他运输工具等）的集中使用，由有经验的医护人员或管理者进行统一指挥和协调管理十分重要。

2. 分类转运

坚持科学的优先转运原则，在检伤分类的基础上，优先转运红标危重伤患者和黄标重伤患者，绿标轻伤患者可暂缓运送。

3. 相对集中

设置伤患者集中、车辆集结、飞机起落、火车船只停靠的特殊区域，开通并保持转运专用通道的畅通。

4. 充分准备

提前与收治伤患者的单位进行联络，统筹安排，合理分流伤患者，并组织动员目的医院和血液中心提前做好治疗准备。防止出现“突然袭击”或“患者扎堆”现象。指挥中心还须随时向运送患者的救护车发出指令，按“应急预案”

引导和指挥患者的分流疏散。

5. 合理调配

(1) 根据患者伤情轻重，采用分级运送的方法。从仅有临时吸氧的简易担架，及配置有能进行一般处置治疗急救包的普通急救车，到可以进行生命体征监测及高级心肺复苏，甚至可以进行手术治疗的标准化移动加强监护治疗单位（MICU）都应进行合理调配。

(2) 从非专业救援志愿者及初级急救员，到经验丰富的高年资急救医师，也应根据需要分别组合，用于不同伤情的患者运输，既做到有限资源的充分利用，又能够保证患者运输的安全有效。

## (二) 准备工作

运送前充分准备并正确把握转运指征及时机，包括患者的准备、运输工具和车上设备，物资准备及医护人员和通信准备。

1. 转运时机

一般转运前，首先应该对威胁患者生命的损伤进行紧急处置，并待患者生命体征相对稳定后再运送。例如，活动性出血伤口的止血包扎、严重骨折或脊柱损伤的临时固定、呼吸道堵塞或高位截瘫呼吸功能障碍的处理、重度休克患者的开放静脉补液、适当的镇痛镇静治疗等。但在特殊情况下，患者伤情危急且现场又不具备抢救条件，或者可以在运送的途中进行处置及救治，但应该由经验丰富的急救医生来决定。

2. 运输准备

运送危重患者时，为应付运送途中可能遇到的紧急情况，所用运输工具的可靠性、适用性及稳定性必须有保证（担架牢固、车况正常等）；途中使用的监护抢救仪器设备和急救物品必须齐备并性能良好，如多参数监护设备、除颤仪、吸氧装置、吸引器、气管插管或气管切开置管等物品、绷带敷料、骨折临时固定器材和足够的抢救用药及液体等。

当进行长途转运时，更应该保障直升机、救护飞机、飞艇、火车和船舶等运输工具安全可靠。其监护抢救用仪器设备和物品的准备与车载运输基本相同，指挥并组织好这些运输工具与汽车运送的衔接亦十分重要。

3. 通信准备

安全转运患者的另一个重要条件是通信联络必须通畅可靠，包括车载电话和专用无线电台。指挥中心除了随时向急救车护送人员发布命令定向疏散患者，还要及时通知灾情变化、道路交通拥堵情况并指点迷路司机；护送人员也需要及时向指挥中心汇报患者伤情变化和任务完成情况，并需提前联络接收医院。目前部分急救车还安装了全球卫星定位系统（GPS），有利于指挥者随时了解掌握车辆转运情况并就近调度派车。

4. 患者准备

（1）危重患者须由有经验的专业急救医生护送，行前须认真检查患者并了解受伤经过及现场治疗情况，记录患者生命体征，确定气道通畅情况、静脉通道的可靠性、骨折临时固定的牢固程度、患者标志物是否清楚准确等。

（2）为避免误吸和车辆颠簸的刺激，尤其是对于需要长途转运的患者，患者启运前可根据具体情况，考虑使用甲氧氯普胺（胃复安）等镇吐药物及地西泮（安定）等镇静剂。

5. 急救用品代用法

（1）长筒袜：可在应急处理时作绷带用。

（2）领带：骨折时可以作固定夹板用或作止血带用。

（3）浴巾：上肢骨折时可作三角巾用。

（4）手帕：用电熨斗充分熨烫后可作消毒纱布用。

(5) 手帕、手巾：出血时可用作止血，也可作冷湿敷用。

(6) 杂志、尺子、厚包装纸、伞、手杖均能在骨折时作夹板用。

(7) 乘坐汽车发生事故时，用椅罩止血是不干净的。

(8) 不管用什么物品来替代止血带止血，都应每隔 0.5~1 小时放松 1 次，如不定时放松止血带，会引起远端坏死，甚至导致必须截肢。

(9) 当用木棒、裁尺、木板、手杖、厚杂志等代用品当夹板用时，其外边最好再用毛巾之类包衬，使患部得到充分固定。

### (三) 途中处理

#### 1. 体位

运送患者时采取何种体位，要根据患者的具体情况而定。

(1) 仰卧位是一般患者最常用的体位，如果患者处于昏迷状态，应将其头部偏向一侧，以免咽喉部的分泌物或呕吐物吸入气管，引起窒息。

(2) 侧卧位可用于一侧肺炎、气胸、胸腔积液或积脓的患者，患者可取患侧卧位，以减少对健侧肺的压迫，有利于保持呼吸功能。

(3) 心力衰竭或支气管哮喘患者出现呼吸困难时，采取坐位有助于减轻症状。

(4) 头低足高位适用于脑缺血、低血压或休克患者，可防止脑供血不足。

(5) 头高足低位适用于脑炎、脑外伤或脑卒中患者，可降低颅压，减轻脑水肿。

#### 2. 病情观察

(1) 严密观察患者生命体征的改变，包括神志、血压、呼吸、心率及口唇黏膜的颜色等。

(2) 密切观察和随时检查损伤和治疗措施的动态改变情况，例如，外伤包扎固定后有无继续出血、肢体肿胀改变及远端血供是否缺乏、脊柱固定有否松动、各种引流管是否通畅、输液管道是否安全可靠、氧气供应是否充足、仪器设备工作是否正常等。发现问题及时采取处理措施，以维持患者在途中生命体征平稳。

（3）在严密监控下适当给予镇静或镇痛治疗，防止患者坠落或碰伤，适当保暖或降温，酌情添加补液或药物支持。

（4）注意与清醒患者的语言交流，不仅能了解患者意识状态，还可以及时给予心理治疗，帮助缓解紧张情绪，有利于稳定患者的生命体征。

（5）当转运途中伤病员发生病情变化时，可以考虑停车进行抢救。

3. 注意事项

（1）担架搬运患者时，须将患者头后足前放置，利于后位担架员随时观察患者神志变化。患者体位可以根据其伤情及呼吸循环状况决定。长途搬运时务必系好保险带，防止其滑落摔伤，但同时应该采取加垫、间断按摩等措施，防止出现局部压伤。担架员行进步调应尽量一致，以减少颠簸。

（2）汽车运送患者时，多因灾害区域道路条件差而颠簸严重，须妥善固定患者及车载担架，并酌情阶段缓行。因为颠簸还可以加重伤口出血，检查导联及输液管、引流管、吸氧管是否脱落。行车中难以进行有创治疗或心肺复苏术，必须做时应停车进行。

（3）火车运送患者一般比较平稳，多用于大批患者长距离转移，因此患者分类标记务必清楚牢固，重伤患者应放置在下铺，容易观察治疗。因为运送时间长，生活护理十分重要，必须给予足够重视。专业护理要求做到“四勤”，即勤巡回、勤询问、勤查体、勤处理。

（4）船舶运送患者时，晕船容易引起恶心、呕吐，可以造成患者窒息并严重污染舱内环境。因此，提前用药防止晕船和及时发现呕吐者，并给予相应处理非常重要。呕吐物须及时清扫并适当通风换气，防止舱内污染和发生传染病。

（5）飞机运送患者时，同样存在晕机呕吐的现象，除此之外值得关注的问题是机舱内压力的变化可以影响患者的呼吸循环状态，并导致颅、胸、腹及受伤肢体内压改变，引起一系列严重后果。途中使用的输液袋、引流袋、气管导管及导尿管气囊等中空物品也都可能随舱内压力变化出现破溃溢液等问题。因此，尽量实施低空飞行，保持舱内压力恒定十分重要。

使用高速喷气飞机运送时，起飞降落时的加速运动和减速运动，可以直接影响患者脑部的供血。因此，应该尽量将患者垂直飞行方向放置或头后足前位，防止飞机起飞时的惯性作用造成患者一过性脑缺血。

（6）对特殊患者应采取适当防护隔离措施（如传染病和一些特殊中毒患者），医护人员也须做好自身防护。对于有特殊需要的伤病员，应在途中采取防光、防声刺激或颠簸的措施。

### （四）记录与到达后交接

转运前须在检查患者，处置致命伤的同时，做好详细记录，包括一般情况（姓名、年龄、性别、身份证号码、住址、单位、联系人及联系方法、电话等）、伤情（受伤地点、机制、性质、部位、程度等）、抢救治疗经过及反应、目前状况等内容，还应该标明抢救人员姓名、单位和患者拟转运的去向等信息。

转运陪护医务人员在出发前务必仔细了解前期抢救情况，聆听经治医生介绍，并认真阅读及携带早期病历。在转运过程中，须随时记录伤情的变化、所给处理、反应结果和仍然存在的主要问题。

到达指定医院后须向接诊医生认真交待，包括口头介绍和转交所有病历资料，交接双方都应在病历或记录表格上签字。每一位参加现场医疗救援的医护人员都应该重视记录和保存病历的工作，不仅有利于伤病员个体的后期继续治疗，还为全面统计掌握伤者人数、伤害性质和程度、患者流向，评估灾害严重程度及后期可能发生的影响提供第一手材料。通过分析总结这些原始材料，还可以为今后的灾害预防和医疗救援积累宝贵的经验教训。

## 三、院内转运

院内转运过程必须有组织、高效率，因为把危重患者转出危重病治疗科室具有潜在危险，制订转运方案时，应明确沟通、人员、设备、监护。

### （一）转运前沟通

（1）当患者需转运由另一组医疗人员接手治疗时，应通过医-医和（或）护-护交接以落实治疗的延续性，交接内容包括病情与治疗计划。每当患者负责权移交时，这种交接要进行。

（2）转运前，接收科室要保证可以立即对来到的患者进行治疗或检查，及时通知转运的其他随从人员（如呼吸治疗师、医院警卫）以便从时间上能配合转运，并保证所需设备。

（3）负责人员要对转运经过清楚，病历资料由原治疗科室送出，内容包括转运指征以及转运全过程中患者状况。

### （二）陪从人员

（1）护送1名危重患者至少由2人陪同，其中1名护士，要具备危重病护理资格并经过为胜任转运所进行的基础培训和专项训练；另一名陪从人员可以是呼吸治疗师、注册护士或其他危重病技术人员。

（2）当患者病情不稳定时，应极力倡导医师陪同，该医师应接受过气道管理培训、高级生命支持培训、危重病治疗培训或其他同类培训。

（3）如果预计转运耗时较久，而接收科室又具备足够受过培训的人员，若双方认可，患者转运监护可由接收科室完成，可最大限度利用人力与资源。

（4）如患者监护权未移交，转运陪同人员要一直陪护患者直至送到危重病治疗科室。

### （三）所需器材

#### 1. 监护设备

每名患者都需血压监护仪（或测血压袖带）、脉氧仪、心电监护/除颤器。最好携带有记忆功能、可以存储并复制患者床旁数据记录的监护仪，以便回顾转运过程中收集到的患者资料。尺寸合适的气道管理器材要随时携带，氧气供应应超出全程所需 30 分钟以上。

#### 2. 急救药品

（1）每名患者转运都要携带包括肾上腺素和抗心律失常药物的急救药品，以备患者转运中心脏骤停或出现心律失常时使用。

（2）其他药品既可随急救药品一同携带，亦可定点放置在转运路线或接收科室的药品车中以备随时可取。

（3）毒麻药品，如镇静剂、麻醉剂、镇痛药等可根据患者的特殊情况携带。

（4）要带足液体和静滴药物，并由使用电池的输液泵控制给药速度。

（5）如医生不陪送患者，应提前制订治疗方案，并授权受过训练的陪同人员在紧急情况下使用这些液体和药物。

#### 3. 给氧设备

为了方便，院内转运常使用瓶装氧气，便携式呼吸机由于能提供分通氧量与氧气浓度的控制，在转运中应用日益增多。无论成人或儿童，转运中常常错误地使用 100%氧浓度。实际上这一高浓度给氧仅限于新生儿、存在心室疾病或依赖从右向左分流以维持血供的充血性心力衰竭患者。对需要机械通气的患者，收治科室要能提供和转出科室一致的通气支持条件；出发前应标定气管插管深度、牢固固定；保证氧气与呼吸机在转运中的正常使用，偶有患者转运前通气条件在收治科室和转运途中无法获得，此时，原治疗科室要在转运前对患者试用替代通气条件，以证实患者能耐受并且病情平稳。如替代通气条件无法确保安全，则转运的风险和利益就要重新权衡。转运呼吸机应具备管道脱开和气道高压报警装置，并有备用电池。

### （四）转运中的监护

转运中生命体征监护水平应等同于ICU监护水平。至少要有持续心电监护、持续氧饱和度监护、外周血压监护、脉率与呼吸监护，更高级的监护包括有创血压监护、肺动脉压监护、颅压监护和二氧化碳浓度监护等。特殊情况下要监测心排血量与肺毛细血管楔压。

## 四、搬运要点

在灾害现场，多因伤者人数众多且伤情危重，救助人员急于将伤者从危险境地移出或送上救护车，对伤者检查过于简单，不能查清重点伤所在，继而采用不适当的搬抬方法，这种一时的疏忽大意，可以造成极为严重的后果。

人工搬运伤者一般采用搀扶、抬抱、背负、拖拽等方法，为了防止增加伤者痛苦，特别应该注意防止造成颈、胸、腰椎或其他部位的“二次损伤”。如果在受伤现场对脊柱或长骨干骨折给予临时固定，活动大出血时给予填压包扎处理，然后再搬动伤者，可以减少这种机会。只要没有继续伤害的因素存在，如烟熏、火烧、坠落砸伤等都应该对可以迅速致命或可以造成严重并发症的损伤进行简单处置以后再搬动伤者。

如果条件许可，应该尽量使用铲式担架、脊柱固定板、移动板等简单工具，减少脊柱损伤患者的人抬手搬。上下普通担架或脊柱板可以采用同轴侧滚的方法，没有工具时可以多人一侧或双侧同步抬抱搬运，人少时还可以采用床单、雨衣、毛毯拖拽的方法，应该遵循“原木原则”，即尽量防止受伤脊柱的折弯或旋转。其他没有脊柱损伤或四肢骨折的伤者，可以酌情采用搀扶、背负或抱持搬运法。

### （一）搬运的基本原则

主要目的是避免伤者受到不必要的干扰，使患者脱离危险地区迅速送到医院得到进一步救治。运送患者时，担架员应考虑的因素主要有现场环境的安全性和稳定性，伤者的伤势，担架员的数量，重大事故时有多少可运用的器具及物资。运送患者时，应使用最有力的身体部分，如腿与肩，并尽量将重量贴近自己的身体。

### （二）搬运的注意事项

（1）在运送患者前，应先迅速检查患者头、颈、胸、腹、背及四肢的伤势，并给予适当的、必要的、初步救护处理。

（2）在意外事故的现场患者的性命如受火、水、下坠中的石块或有毒气体的危及时，应迅速移离现场或就地蔽护并给予急救。要根据伤情，灵活地选用不同搬运方法和工具。

（3）若需要将患者拖至安全地带，应将其身体以长轴方向直向拖行，不可从侧面横向拖行。

（4）凡是头部、股部、小腿、手臂或骨盆发生骨折或背部受伤的患者，均不得让其坐在担架上运送。

（5）外伤患者的运送必须是安全而稳定的，避免再造成意外伤害。

（6）无论何时，尽量找担架接送患者，而非将患者搬运至担架所在位置。

（7）除使用常备担架运送患者外，还可就地取材，如用座椅、门板、毛毯、衬衣、竹竿等制作临时担架。担架要牢固，避免患者跌落。搬运动作宜轻而迅速，避免震动，争取在短时间内将患者送往医院。

### （三）搬运方法

#### 1. 单人担架员徒手搬运

（1）扶行法：适用于清醒，没有骨折，伤势不重，能自己行走的患者。救护者站在患者身旁，将其一侧上肢绕过救护者颈部，用手抓住患者的手，另一只手绕到其背后，搀扶行走。

（2）背负法：适用于老幼、体轻、清醒的患者，尤其适用于搬运溺水患者。救护者背朝向患者蹲下，让其双臂从担架员肩上伸到胸前，两手紧握。担架员抓住患者的股部，慢慢站起来，注意有上、下肢和脊柱骨折不能用此法。

（3）拖行法：适用于体重体型较大的患者，自己不能移动，现场又非常危险需要立即离开时。非紧急情况下，不要用此种方法，以免造成患者二次伤害。

救护者抓住患者的踝部或双肩，将其拖出现场。如患者穿着外衣，可将其衣扣解开，把其身下的外衣拉至头下，这样拖拉时，可使伤患者头部受到一定保护。拖拉时不要弯曲或旋转患者的颈部和后背。

（4）下梯法：适用于清醒或昏迷者；体型较大、较重伤者。从楼梯往下运送。

（5）爬行法：适用于清醒或昏迷伤者在狭窄空间或浓烟的环境下。

（6）抱持法：适用于年幼伤者，体轻者没有骨折，伤势不重，是短距离搬运的最佳方法。救护者蹲在患者的一侧，面向患者，一只手放在其股下，另一只手绕到其背后，将患者轻轻抱起。有脊柱或股部骨折者禁用此法。

#### 2. 双人担架员徒手搬运

（1）轿杠式：适用于清醒患者，能用一臂或双臂抓紧担架员的患者。两名救护者面对面各自用右手握住自己的左手腕，再用左手握住对方右手的手腕。然后，蹲下让患者将两上肢分别放到两名救护者的颈后，再坐到相互握紧的手上。两名救护者同时站起，行走时同时迈出外侧的腿，保持步调一致。

（2）椅托式：适用于体弱而清醒的患者。两名救护者面对面蹲在患者的两侧，分别将靠近患者一侧的手伸到其背后握住对方的手腕，各自将另一只手伸到患者的股中部（腘窝处），握住对方的手腕。同时站起，行走时同时迈出外侧的腿，保持步调一致。

（3）双人拉车式：适用于意识不清的患者移上椅子、担架或在狭窄地方搬运伤者。两名救护者，一人站在其背后将两手从患者腋下插入，把其两前臂交叉于胸前，再抓住其手腕，把患者抱在怀里。另一人反身站在患者两腿中间将其两腿抬起。两名担架员一前一后地行走。

（4）双人扶腋法：适用于清醒患者，双足受伤者（由于此法简便省力，常在运动会场采用）。

（5）用靠椅抬走法：使患者坐在椅上，一人在后抬靠椅背部，另一人在前抬椅脚。

3. 三人或四人徒手搬运

三人或四人平托式，适用于脊柱骨折的伤者。

（1）三人同侧运送：三名（或四人）救护者站在患者未受伤的一侧，分别在肩、臀和膝部，同时单膝跪在地上，分别抱住患者的头、颈、肩、后背、臀部、膝部及踝部。救护者同时站立，抬起患者，齐步前进，以保持其躯干不被扭转或弯曲。

（2）三人异侧运送：两名救护者站在患者的一侧，分别在肩、腰、臀部、膝部，第三名救护者可站在对面的患者的臀部位置，两臂伸向其臀下，握住对方担架员的手腕。三名担架员同时单膝跪地，分别抱住患者肩、后背、臀、膝部，然后同时站立抬起患者。

4. 器械搬运

担架的搬运既省力又方便，是常用的方法。适用于病情较重，不宜徒手搬运，又需要转送远路途的患者。常用的担架有帆布折叠式担架，此担架可适用于一般患者的搬运，不宜运送脊柱损伤的患者。若要使用，必须在帆布中加一块木板。另一种是组合式（铲式）担架，适用于不宜翻动的危重患者。

（四）抬担架时的注意事项

（1）担架搬运时，患者的足在前，头在后以便于观察，先抬头，后抬脚，担架员应步调一致；向高处抬时，患者头朝前，足朝后（如上台阶、过桥），前面的担架员要放低担架，后面的要抬高，以使患者保持水平状态。下台阶时相反。

（2）担架员应边走边观察患者情况，如神志、呼吸、脉搏。病情如有变化，应立即停下抢救，先放足，后放头。

（3）用汽车运送时，担架要固定好，防止在启动、刹车时碰伤。

（4）夏天要注意防暑，冬季要预防冻伤。

（五）几种特殊伤的搬运

1. 脊柱骨折的搬运

脊柱骨折的患者，在固定骨折或搬运时要防止脊椎弯曲或扭转。因此，不能用普通软担架搬运，要用木板担架，严禁用一人抬胸、一人抬腿的拉车式搬运。

搬运时必须使患者的头、肩、臀和下肢保持固定状态，这样不使患者的脊柱强度弯曲以免造成脊髓断裂和下肢瘫痪的严重后果。

2. 颈椎骨折的搬运

需要 3~4 人，搬运方法同脊柱骨折，保持身体稳定，有六种锁定方法。首先要有专人牵引，固定头部，然后一人托肩，一人托臀，一人托下肢，动作一致抬放到硬板担架上，颈下必须垫一小垫，使头部与身体成直线位置。颈两侧用沙袋固定或用颈托（临时颈托也可），肩部略垫高，防止头部左右扭转和前屈、后伸。

3. 临时颈托的制作方法

将报纸或画报折成长约 40 cm，宽约 10 cm，用三角巾或毛巾包好，将临时颈托环绕颈部在前面打结。

4. 胸、腰椎骨折的搬运

先将一块木板（长度和宽度可容患者俯卧）平放在患者一侧，然后由 3~4 人，分别扶托患者的头、肩、臀和下肢，动作一致，将其抬到或翻到硬木板上，使之处俯卧位，胸上部应稍垫高并要取出患者口袋内的硬东西，然后，用 3~4 根布带（三角巾）将其固定在板上。

5. 骨盆骨折搬运

应使患者仰卧，两腿髋、膝关节半屈，膝下垫好衣卷，两大腿略向外展。用 1~2 条三角巾折成宽带，围绕臀部和骨盆，在下腹部前面中间打结，用另一条三角巾折成宽条带围绕膝关节固定，由三人平托放在木板担架上搬运。

6. 开放性气胸搬运

首先应严密地堵塞伤口，用三角巾悬吊固定伤侧手臂，再用另一条三角巾围绕胸部加以固定。搬运时患者应采取半卧位并斜向伤侧，迅速运送医院。

7. 腹部内脏脱出的搬运

内脏脱出应首先用消毒纱布与碗固定脱出的内脏，搬运时患者应采取仰卧位，膝下垫高，使腹壁松弛，减少痛苦，同时还应根据伤口的纵横形状采取不同的卧位。如腹部伤口是横裂的，就必须把两腿屈曲；如是直裂伤口就应把腿放平，使伤口不易裂开。

8. 颅脑损伤搬运

颅脑损伤（包括脑膨出）搬运时患者应向健侧卧位或稳定侧卧位，以保持呼吸道通畅，头部两侧应用衣卷固定，防止摇动并迅速送医院。

9. 颌面伤搬运

患者应采取健侧卧位或俯卧位，便于口内血液和分泌液向外流，保持呼吸道的通畅，以防止窒息。若伴有颈椎伤时，应按颈椎伤处理。

院前急救的根本任务就是抢救生命和将患者安全地送到医院治疗，而途中救护及救护车上的诊疗护理则是院前急救中最为关键的一个环节，尤其对危急重症的途中救护十分重要。

# 第二章　院前急救

## 第一节　院前急救概况

院前急救是对发生在医院外的，正在或将要危及生命的急危重症、严重创伤和各种意外的抢救，使患者迅速脱离危险或延长生命的医疗过程。近几十年来，院前急救已经发展成为一门独立的临床医学学科。院前急救的任务是针对生命指征出现的问题尤其是对心、肺、脑功能的衰竭进行复苏（CPCR）以及对外伤的止血、包扎、固定和搬运等，能使患者初步得以救生和脱离险境的各种对症抢救。院前急救的对象是在医院外发生的各种急危重症患者，常态下是社会公众中的个体，非常态下是社会公众中的群体，甚至是危及社会稳定和大众安全的突发公共卫生事件或突发重大灾害事故。

院前急救是院内急救的延伸和发展，它与院内急救有很大差别。其主要不同为：①到达现场的医疗急救资源有限；②现场或途中急救的医疗环境比较差；③诊断抢救的时间有限；④患者常常病情危重，且难以鉴别。这些特点对从事院前急救人员的素质、技能和处理问题的方式都提出了更高的要求。

院前急救需要具备覆盖本地区的良好的通信环境，以传递呼救信息和保持指挥机构与抢救现场、与救护车、与医院、与政府领导的通信联系；需要对呼救者进行医学情况判断和对急救人员下达指令、组织指挥、实时监控和联系医院；需要能够提供多种信息和操作的指挥调度系统，以辅助调度人员组织院前急救、辅助政府领导决策指挥的实施；需要热爱急救事业的、训练有素的、装备齐全的、编制足够的急救人员，以及对急危重症患者实施现场抢救和对突发事件进行紧急医疗救援；需要性能良好的、防护严密的、乘坐舒适的、数量充足的、可以全天候安全快速行驶的救护车，以提供适合运送患者和急救人员的交通工具；需要合适的和足够的值班人员、药品、设备、器材、车辆、生活环境和物质条件，以保证院前急救工作的实施；需要具有高度责任感的、熟悉院前急救业务和管理科学的管理者，以及组织和管理院前机构、院前急救过程和院前急救人员，实现为患者服务，为政府解忧的目标。

## 第二节　院前急救的任务、原则及特点

### 一、院前急救的任务

#### （一）对呼救患者的救护

急救中心（站）接到患者的紧急求救后应立即通知有关部门，调派救护车及医护人员携带急救设备、器械、药品以最快速度到达现场实施救援，是急救中心（站）的基本职能。

#### （二）重大灾难、战争或群体发病时的救护

如 2001 年美国“911”事件，2003 年的非典型性肺炎（SARS）在全世界范围内流行，2005 年 2 月印度尼西亚地震引发的海啸以及战争伤害、水灾、火灾及交通事故等重大灾难事件中，致死、致伤人数众多，其规模和强度超出了受灾社区的自救和承受能力。此时应由有关领导部门统一协调、指挥，进行院前急救，如医护人员迅速进行伤检、分类，先负责抢救有生命危险的伤员，负责安全运输和疏散伤员至相应的医院。

### （三）防范性救护

如遇大型集会、运动会等情况，应设立临时急救站，以便及时对群众的突发病情实施救护。

### （四）通信网络中心的枢纽任务

通信网络一般由3部分组成：一是市民与急救中心（站）的联络；二是急救中心（站）与所属分中心（站）、救护车、急救医院的联络；三是急救中心（站）与上级领导、卫生行政部门和其他救灾中心的联络。急救中心（站）负责承上启下的枢纽任务。

### （五）急救知识的普及

提高公民的急救知识及技能水平，能极大提高急救成功率。可通过各种媒体，如报纸、电视、广播等进行急救知识和技术的教育和培训。

## 二、院前急救的原则

院前急救大多没有充分的时间和条件做出鉴别诊断，因此，必须遵循对症治疗的总原则。具体来说，院前急救必须遵循5条原则。

### （一）先复苏后固定

遇到有心脏骤停伴有骨折伤员时，应先进行胸外按压和开放气道，待心跳、呼吸恢复后，再进行骨折固定。

### （二）先止血后包扎

遇到大出血又伴有创口者，应立即止血，再对创口进行处理。

### （三）先重伤后轻伤

遇到垂危的和较轻的伤员时，应先抢救危重伤员，后抢救病情较轻者。

### （四）先救治后运送

遇到需要急救的伤员，应先救治后运送，不要先送后救，以免耽误宝贵的救治时机，并注意在转运伤员的途中，不要停止救护措施。

### （五）急救与呼救并重

遇有成批的伤员时，要注意急救与呼救同时进行，特别是有多人在现场的情况下，要紧张而有序地开展工作，分工明确，较快地争取急救外援。

## 三、院前急救的特点

院前急救与院内急救相比较，情况更复杂，无论在地点、环境、时间方面，还是患者对医疗服务要求等方面有诸多不同，形成了具有突发性、紧迫性、艰难性、复杂性、灵活性等特点。

### （一）突发性

进行院前急救的对象一般是人们预料之外突然发生的各种急症、创伤、中毒及灾难事故导致的伤病员，由于事件突发，随机性强，往往让人措手不及。因此，普及和提高广大公民的救护知识和技能，是非常重要的一项社会性工作，当发生突发事件时，人们能够积极参与自救、互救和专业救援，减少伤亡。

### （二）紧迫性

院前急救的紧迫性不但体现在患者病情急、时间紧迫，而且患者及家属在心理上存在焦虑和恐惧等特点。因此，救护人员应常备不懈，一旦接到“呼救”信号必须立即出车，刻不容缓；到达现场立即抢救，充分体现“时间就是生命”的紧迫性。

### （三）艰难性

院前急救的现场复杂，大多环境较差，如在马路街头、公园、游览区等地，有较多的围观群众，使环境拥挤嘈杂；家中光线暗淡，狭窄的楼道不能为伤病员安置抢救的特殊体位；运送途中救护车震动与马达声等均会影响对伤病员的病情诊断与救治。因此，护理人员要熟练掌握急救知识与技能操作，以适应较差环境下的救护。

### （四）复杂性

呼救人员多为急危重症患者，且涉及各科疾病，病情复杂。急救人员应在熟练掌握急救知识与技能的前提下，对伤病员立即做出病情判断，果断进行处理，以抢救生命、对症治疗为主。

### （五）灵活性

院前急救所在环境一般无齐备的抢救器材和药品，故在抢救现场应机动灵活的寻找代替用品，就地取材，为患者争取更好的抢救时机。

# 第三节 院前医疗救援设备及物品

## 一、院前急救供应室的设置

院前救治的患者情况及病种复杂，每天使用的医疗仪器及一次性物品较多，出车回来后，需要进行常规清洁、消毒、养护及补充，这就要求设置专用的院前急救供应室。

供应室是储存、检查、消毒、养护各种医疗仪器、设备及补充各种一次性物品的单位。通常设有里、外两间房屋，外间也可以是一条较宽的通道，其主要用途是回收急救车带回的污染的医疗垃圾、生活垃圾，并对当班收回的各种仪器、出诊箱外表进行清洁、消毒，再进入里间。外间还需备有洗手池、手消毒液、烘干机供医务人员使用。

里间要有独立出口，设有各种适宜的物品架，用于摆放各种医疗抢救仪器及出诊箱。墙壁配有专用仪器电源插座，用于对仪器充电（急救车上使用的仪器都应是直流电）。还应配有若干个无菌物品柜，存放各种无菌包及一次性无菌物品。此外，供应室还需设置应急物品架，储备各种仪器、药品、应急外伤包、各种固定垫、一次性担架单和尸袋等，供急救人员临时借用。

急救供应室应有专人值班，负责每日清点仪器、物品，对借出及回收要有登记，清洁、消毒室内环境，定时对仪器、电池充电养护，按时补充、更换各类应急物品及过期物品，定时配制各类消毒液，清洗消毒毛巾。遇有大型突发事件，值班人员可作为替补人员参加现场抢救工作。

## 二、院前急救供应车

供应车是用于院前急救现场的流动医疗物资配送车，主要是为应对各种大型灾害事故和抢救成批伤员，特别是需要急救人员较长时间滞留现场时所配备的一种特殊车辆。发生大型灾害或公共突发事件有其一定的特殊性和偶然性，急救人员到达现场后，可能没有携带、配备足量或适宜的抢救设备、物品或防护用品，直接影响在现场实施有效的抢救工作。此时就需要急救供应车支援。

供应车出动时要有专人跟车，到达抢救现场后，负责补充、供应各种急救物品、药品。平时供应车要固定车号、固定车位，定期清点物品、药品，有查车记录，及时补充、更换，以确保随时处于待命状态。

供应车可根据当地的城市规模、人口数量、社会和经济发展特点及交通状况等因素，配备各种院前急救器材和药品。主要物品有：

#### （一）常用急救物品和药品

根据需要准备一定的仪器、物品，如氧气瓶、烧伤油单、尸袋（单）、充气床垫、救生保暖单、各种解毒剂、液体、输液器、注射器。

#### （二）应急外伤包（若干）

内有三角巾（尽可能多些）、绷带、颈托、小夹板、手电筒、胶布、上下肢止血带、伤情识别卡。

#### （三）防护用品

防毒面具、安全帽、乳胶手套、棉纱口罩、雨衣、雨鞋、消毒剂。

#### （四）辅助用具

应急照明灯、特殊警戒线、灭火器、大剪刀、铁锹。

### （五）其他

配备少量的生活用品，如大衣、卫生纸、毛巾、口杯等。

## 三、急救车上的装备

### （一）医生出诊箱

一般选用重量轻、坚固、耐磨、防水和不易变形的材料制成，以内科为主。内有听诊器、表式血压计、叩诊锤、剪刀、止血钳、镊子、体温计、手电筒等各1个。止血带不少于3根（一人一带，用后带回供应室消毒）。5 mL注射器、10 mL注射器、输液器、静脉留置针各5副。20 mL注射器、50 mL注射器1~2支，输液贴膜、棉签、胶布、消毒棉片若干（出诊箱内不宜用碘酒、酒精瓶，因为每周消毒不方便，途中颠簸易损或溢出，弄污诊箱、腐蚀金属器材，所以最好选用酒精棉片）。心电监护电极片1包，导电膏1支、心内针1~2支、死亡证明3张，药品处方若干（一式两份，底联给患者）。

急救药品，根据需要一部分药品标准配备，一部分新药可选配。常用的急救药品有中枢神经兴奋剂、拟肾上腺素药、强心药物、血管扩张剂、抗心律失常药、利尿剂、激素类药、抗胆碱药、镇痛镇静类药、解毒剂和止血药等。

其他：25%葡萄糖注射液、10%硫酸镁注射液。

液体：5%葡萄糖注射液250 mL×2、0. 9%氯化钠溶液250 mL×2、25%甘露醇250 mL×2、5%碳酸氢钠250 mL×1。液体应选用软包装，不用排气针，因为院前抢救条件差，空气污染较重，宜用软包装全密闭式输液方法。

### （二）心肺复苏插管箱（包）

手柄1把、喉镜（大、中、小）3个、一次性气管插管3根（不同尺寸）、导丝1根、5 mL注射器1支、口咽通气管2支、给氧面罩1个、呼吸皮球1个、心脏按压泵1个、备用电池2节、吸痰管2根。

### （三）外伤急救包

军用三角巾10个、绷带2列、颈托2个、夹板2付、上下肢止血带各1根、一次性乳胶手套若干副、尸袋1个。

### （四）各种仪器

除颤监护仪（最好带自动除颤及血压检测功能）、心电图机、输液泵、车载氧气瓶（20L以上）、便携式氧气瓶（2～4L）2个、血糖测试仪、吸引器、锐器盒（存放用过的针头、针芯及安瓿）。

### （五）车上备用药品

10%葡萄糖液250 mL×2、5%葡萄糖液250 mL×2、0．9%氯化钠溶液250 mL×2、706代血浆500 mL×2、林格液500 mL×2。

供应室还需准备供临时借用的器材，包括呼吸机、血氧监测仪、导尿包、脐带包、抗休克裤等。每日下班后，急救车上所有的急救仪器和设备应交回供应室，进行外表清洁、消毒；急救车车厢每天也要进行清洁、消毒。

西方一些发达国家还在急救车上配备了血气、心肌酶、CO、血红蛋白检测仪、袖珍冰箱（存放胰岛素及某些血检验试纸）、微型便携式B超仪（用来判断有无内脏出血或腹主动脉瘤）等先进的仪器设备。

# 第四节　我国急救机构的组织形式

世界各国的急救医疗发展都经历了漫长的过程，并具有本国特色。急救医学发生了根本性变革，以美国、德国、法国为代表的一些国家建立了急救医疗服务体系（MESS），MESS 越来越受到世界各国的重视，并得以迅速发展。而我国主要城市的院前急救组织管理形式和设置也各有自己的特点。

## 一、我国院前急救机构的主要组织形式

目前，我国各大中城市及地区根据各自不同的特点设有不同形式的院前急救机构，主要有以下几种：

### （一）急救指挥中心形式

急救指挥中心形式是目前我国大多数城市所采用的急救机构组织形式。指挥中心受当地卫生行政部门的直接领导，由医疗急救中心站及其分站与该市若干医院组成急救网络，一般设有“120”急救专线，其职能是接到求救要求后，由指挥中心调度就近分站的急救人员及救护车进行现场急救，然后将患者监护运送到网络医院进一步救治。

### （二）依附医院的急救中心

此模式多见于中小城市和县中心医院，目前重庆等城市采用的即为这种模式。它是在本地区的市卫生部门的领导下，附属于某一大型综合性医院的急救机构组织形式，此模式的急救中心实质上是医院的一个部门，其职能是接到求救要求后，由医院的院前急救部派人派车到现场施救，然后将患者监护运送回医院实施院内急救。

### (三) 附属消防署的急救形式

在香港特别行政区，院前急救组织隶属于消防署，下设多个救护站，形成急救网络，在香港特区政府直接领导下，可与警察、消防等联合行动，快速有效地进行院前急救。此种模式有利于对灾难、意外事故的快速联合行动。

### (四) 综合自主形式的急救中心

此模式见于北京，由院前急救、急诊科急救、重症监护构成。急救中心拥有现代化的调度通信设备，可以和北京市政府、北京市卫生局、北京各大医院直接进行通信联系。院外急救工作由医师、护士协作承担，部分患者经院外急救处理后转送中心监护室继续治疗，多数患者则被转运到其他医院，急救中心是北京市院外急救和重大急救医疗任务的统一指挥、调度和抢救中心。

## 二、设置

急救中心（站）的设置应根据区域的地理位置、经济条件、医疗条件、交通状况、急诊需求、人口密集程度等多种因素来综合考虑、合理布局。

### (一) 地点

急救中心（站）应设立在区域的中心地带或人口密集区，要求车辆出入方便，尽量靠近大型综合医院、市区，服务半径一般为 3～5 km，郊区、县为 10～15 km。

### (二) 建筑设施及规模

急救中心建筑面积应>1600 $m^2$，急救站的面积应>400 $m^2$，具备通信、运输、行政办公和急救医疗场地。急救中心要设一定数量的急救分站，应考虑布局合理，并与医院建立密切联系，形成一定的急救网络。

### （三）数量

拥有 30 万以上人口的地区，应建有 1 个院前急救中心（站），并使用“120”急救专线电话。

### （四）设备的配备

急救中心（站）应配备一定数量的救护车，同时还应准备现场急救和途中急救最基本的医疗设备和药物，如心电监护、除颤仪、心电图机、供氧装置、气管内插管器械、简易呼吸器、便携式呼吸机、吸引器、建立静脉通道的所用物品等。

### （五）反应时间

反应时间是指急救中心在接到呼救电话至救护车到达现场所需要的时间，是评价急救中心（站）院前急救服务质量的重要指标之一，一般要求在接到救护指令后，急救车必须在 3 分钟内开出医院，在市区 10 km 以内，救护车到达现场的时间为 10~15 分钟。

## 第五节　院前急救护理

救护人员到达急救现场后，应向患者或目击者简单询问病史及发病过程，迅速、果断地对伤病员做出准确的评估后采取必要的救护措施支持生命，然后将其安全转运。

## 一、护理评估

### （一）评估生命体征

1. 判断意识

观察患者意识状态，瞳孔大小、对光反应、是否散大固定。

2. 观察呼吸

观察有无呼吸以及呼吸节律、频率、深浅度，是否有特殊气味。检查呼吸道是否通畅。

3. 动脉搏动

触摸桡动脉及全身大动脉搏动是否存在，听诊心音，判断是否有心律失常，测量血压，了解全身循环情况。

4. 测量体温

可用体温计测量或直接用手触摸，了解患者体表温度。

### （二）全身检查

1. 头颈部

仔细触摸头颈部，判断是否有颅骨骨折、颈椎骨折、皮肤裂伤。检查耳、鼻、眼、口腔是否有出血或其他液体流出，是否有异物。观察面部、口唇、耳垂皮肤颜色是否发绀。检查颈部抵抗力增强或下降，棘突有无压痛。

2. 胸腹背部

观察胸腹背部是否有损伤或骨折，胸廓是否对称，听诊肺部呼吸音，考虑有无出血、气胸存在。外伤患者注意有无内脏损伤，必要时行胸部穿刺或腹部穿刺。观察疼痛的性质，有无放射性疼痛，有无腹肌紧张等急腹症症状，检查脊柱是否有骨折，应避免盲目搬动患者，以免造成继发损伤。检查骨盆及尿道、外阴部有无损伤。

3. 四肢

观察四肢皮肤颜色、温度、末梢循环情况，有无出血点。检查有无畸形、疼痛、肿胀、关节活动情况。检查四肢肌张力情况，是否存在偏瘫或四肢瘫。

4. 其他

女性患者应注意有无阴道流血。

## 二、初步病情判断

根据国家卫生部第39号令规定，在现场医疗救护中，尤其是重大灾难救护时，应依据伤员的伤病情况，按轻度、中度、重度、死亡分类，分别以“绿色、黄色、红色、黑色”的伤员卡做出标志，置于伤员的左胸部或其他明显部位，便于医护人员辨认并采取相应措施。

### （一）危重伤

是指危及患者生命，需要立即急救，并需要专人护送、严密观察、迅速送往医院救治的伤情。伤情范围包括各种原因引起的窒息、昏迷、休克、大出血、溺水、电击、中毒以及头、颈、胸、腹的严重损伤等危及生命时。

### （二）中、重度伤

是指暂不危及生命，可在现场处理后由专人观察，并运送到医院进一步救治的伤情。伤情范围包括头部、胸部、颈部、腹部损伤及两处以上肢体骨折、肢体断离、大出血、骨盆骨折、大面积烧伤、软组织伤等。

### （三）轻伤

是指伤情较轻，能行走或仅有1处软组织挫伤的伤情，如皮肤割裂伤、擦伤、小面积烧伤、关节脱位或1处肢体骨折者。

### （四）死亡

是指呼吸、心跳停止，各种反射均消失，瞳孔散大者。

## 三、初步救护措施

做出初步判断后，护理人员应遵医嘱，配合医师对患者实施救护措施，包括协助患者取合适的体位、快速建立静脉通道、实施基础生命支持（BLS）和进一步生命支持（ALS）技术，如人工呼吸、胸外心脏按压、心脏电除颤、心电监护、气管内插管、止血、固定等措施。

### （一）协助患者取合适的体位

对意识丧失者，应将头偏向一侧，防止舌后坠或呕吐物等阻塞呼吸道引起窒息。对需行心肺复苏术者，在其身体下垫上硬板，并开放呼吸道，应取去枕平卧位，头向后仰，上提下颌，以利人工呼吸。对一般患者，根据病情取舒适体位，如屈膝侧卧位、半卧位等。

### （二）保持呼吸道通畅，维持呼吸功能

注意清除患者口腔、咽喉和气管内的异物及痰液等。昏迷者要防止舌后坠，用口咽管通气或用舌钳牵出固定。缺氧者给予有效的氧气吸入。对呼吸停止者，迅速开放呼吸道，进行人工呼吸，如气管内插管、应用简易人工呼吸器、环甲膜穿刺等。开放性气胸者，应立即封闭创口。张力性气胸的患者，立即穿刺排气。

对胸腔内积血、积液者，进行胸腔闭式引流。

### （三）维持循环功能

包括高血压急症、心力衰竭、冠心病、急性心肌梗死的处理和各种休克的处理，严重心律失常的药物治疗、心电监测、心脏电除颤和心脏起搏及胸外心脏按压术等。

### （四）迅速建立静脉通道

建立有效的静脉通道，维持有效循环血量和保证治疗药物及时进入体内。危重症患者需建立两路静脉通道。静脉输液最好选用留置针，保证输液快速、通畅地进行。

### （五）创伤的处理

对各种创伤可采取针对性的止血、包扎和固定措施。

### （六）脑复苏

实施基础生命支持时即开始注意脑复苏，及早头部降温，以提高脑细胞对缺氧的耐受性，保护血脑屏障，减轻脑水肿，降低颅压，减少脑细胞的损害等。可采用冷敷、冰帽、酒精擦浴等降温措施。

### （七）心理护理

突遇意外，患者往往没有心理准备，可出现各种心理反应，如焦虑、恐惧、抑郁等，此时护理人员应保持镇静，并以娴熟的救护技术对患者实施救护，同时应关心、安慰患者。另外，对患者家属应客观地介绍病情，以取得其合作和理解。

## 四、伤员的转运及途中护理

### （一）转运前救护准备

1. 转运前准备

急救护士应检查急救车上的急救药品、器械和设备，针对病情做好充分的准备，确保转运途中能正常使用。

2. 通报病情

救护人员应向患者及家属做好转运解释工作，说明病情及转运途中可能出现的危险，取得患者及家属的理解和配合。

3. 通信联络

与急救中心（站）或医院取得联系，并通报患者的伤情，以利于医院做好接收患者的准备。

4. 病情评估

转运前必须再次测量患者各项生命体征。

### （二）搬运技巧

伤员搬运工作应在原地进行抢救及止血、包扎、固定伤肢后进行。搬运重伤员时，动作要轻柔。遇颈椎、腰椎损伤患者必须3人以上同时搬运，保持脊柱的轴线水平，以防受伤的脊柱发生错位继发脊髓损伤导致患者截瘫。常见的搬运方法有：

1. 四人搬抬法

每人将双手平放后分别插入到患者的头、胸、臀和下肢下面，使伤员身体保持在同一水平直线上。一人负责其头部稳定，一人负责搬抬胸背部，一人负责腰及骨盆，一人负责下肢搬抬。准备好后，喊“一、二、三”，同时将患者轻轻搬起，保持脊柱轴线水平稳定，然后平稳地把患者搬运到担架上。

2. 侧翻搬抬法

患者侧卧，将担架正面紧贴患者背部，由 2~3 人同时将伤员连同担架侧翻，使伤员置于担架上。

### （三）转运途中的护理

1. 体位

根据病情选择安全舒适的体位，如一般伤员在担架上取平卧位；昏迷、恶心、呕吐的伤员取侧卧位，以防呕吐物误吸引起窒息；颅脑损伤患者则应垫高头部，并用沙袋固定头部以减少震动和损伤；对气胸和腹部损伤的伤员可用被褥或大衣垫成半卧位；对高位截瘫患者，应取平卧位，同时注意保持头颈部的稳定；休克患者若使用飞机转运，因其血容量少，血压低，头部应朝机尾，以免飞行中引起脑缺血。

2. 心电监护

应用监护仪对患者进行持续的心电监护时，应注意心电示波的图形、P-QRS-T 是否顺序出现，各心电波形间隔是否相等，频率多少，有无期前收缩，是否存在心肌供血不足或严重心律失常，护理人员对常见的心律失常要有识别能力，并及时报告医师。对特殊病例，必要时使用遥测心电监护装置，向接收医院求救。

3. 给氧或机械通气

对应用鼻导管给氧或面罩给氧的患者，应保持气道通畅，确保患者得到氧疗，如及时清除患者口腔内的分泌物，防止误吸。自主呼吸极其微弱者，可应用面罩给氧或使用机械通气。如患者呼吸停止或自主呼吸无效行气管插管，护理人员要注意插管位置的固定。对接受氧疗的患者，护士要密切观察，如呼吸频率及幅度的改变，有无被迫呼吸体位，唇、甲及其他部位的末梢循环是否良好，并及时记录。

4. 保持各管道的畅通

护送带有输液管、气管插管及其他引流管的患者时，护理人员应注意保持各管道的畅通，防止下坠、脱出、移位、扭曲、受压和阻塞等，转运途中由专人观察、保护。特别是有效的静脉通道，是对重症患者进行高级生命支持急救的主要护理措施。在转运途中，常因搬动使穿刺针头位置移动，造成外渗。故在转运途中，应注意保持穿刺点的固定。

5. 其他

对于使用止血带的伤员，要特别注意定时松解（30~60 分钟松解 1 次，每次持续 2~3 分钟），松解止血带时要用力按住出血的伤口，以防发生大出血并及时准确记录上止血带及松解止血带的时间。使用担架转运工具时遇恶劣天气，必须注意保护伤员，担架上应备有防雨、防暑、防寒用物，如雨布、棉被、热水袋等。若转运路途较远，护理人员应注意预防压伤和压疮，定时为患者翻身或调整体位。

## 第六节　院前消毒及隔离技术

### 一、工作人员的消毒与隔离技术

院前工作与院内工作在消毒隔离和个人防护上有很大的差别，因为当医务人员接到出车转运的任务时，经常由于呼叫 120 的人员不是医务人员，无法准确告知患者的诊断，使得医务人员处于无个人防护的状态，所以医务人员必须掌握隔离的种类和措施。

## （一）隔离的种类及措施

### 1. 以类目为特点的隔离（A 系统）

（1）严密隔离：严密隔离为预防高度传染性及致命性强毒力病原体感染而设计的隔离。目的是防止经空气和接触等途径的传播。用于白喉、肺鼠疫、天花、艾滋病、播散型带状疱疹及病毒性出血热等疾病的隔离。

（2）接触隔离：接触隔离为预防高度传染性和严重流行病学意义并经过接触途径（直接和间接）传播的感染而设计的隔离类型。用于新生儿脓疱疹、播散性单纯疱疹、淋球菌眼结合膜炎、风疹、狂犬病、白喉、大面积皮肤烧伤和创伤、婴幼儿急性咽炎、肺炎以及多重耐药菌株感染者及定植者。

（3）呼吸隔离：呼吸道隔离为防止传染病经空气中气溶胶（飞沫）短距离传播而设计的隔离类型。隔离疾病有麻疹、腮腺炎、百日咳、流行性脑脊髓膜炎、肺炎、传染性红斑等。

（4）结核菌（病）隔离（AFB 隔离）：结核菌（病）隔离是针对结核患者（痰涂片结核菌阳性或阳性的 X 线检查证实为活动性结核，包括喉结核）而设计的隔离。婴幼儿肺结核一般不要求此类隔离。

（5）肠道隔离：肠道隔离为预防通过直接或间接接触感染性粪便而传播的疾病，目的是切断粪-口传播途径。隔离疾病有霍乱、副霍乱、甲型肝炎、传染性腹泻、脊髓灰质炎、由肠道病毒引起的脑膜炎、坏死性肠炎、柯萨奇病毒感染以及各种肠道病原体引起的胃肠炎等。

（6）引流物-分泌物隔离：引流物-分泌物隔离为防止直接或间接接触感染性脓液或分泌物的传染而设计的隔离。隔离疾病有轻型皮肤伤口及烧伤感染（重型的归在接触性隔离中），轻型感染性溃疡、皮肤及伤口感染。

（7）血液-体液隔离：血液-体液隔离是防止通过直接或间接接触传染性血液及体液的感染而设计的隔离。适用于病毒性肝炎（乙肝、丙肝、戊肝）、艾滋病、疟疾、钩端螺旋体病、梅毒、回归热、登革热、黄热病及鼠咬热等。

2. 以疾病为特点的隔离（B系统）

根据每种疾病的需要而采取的隔离措施，各种疾病的预防措施是依据美国疾病控制中心将分泌物、渗出物、排泄物、体液和脑脊液分为传染的或可能传染的建议拟定的并采用了相应的隔离措施提示卡。

3. 体内物质隔离法

体内物质隔离法的对象为“所有”患者都采用屏障隔离措施，又称全面性屏障隔离，主要是对血液和体液实施全面屏障隔离。

（1）体内物质隔离的范围：主要是指血液、精液、阴道分泌物、脑脊液、心包液、腹膜液、胸膜液、滑膜液和羊水，但不包括汗液、泪液、唾液、粪便、鼻分泌物、尿液、痰液和呕吐物。

（2）保护屏障与预防措施：何时需要采取保护屏障主要取决于患者所患疾病病原体的传播途径而予以选择。措施包括洗手/洗手设备，戴口罩/眼罩、护目镜、手套（一次性手套），穿隔离衣、塑胶围裙，废弃物和污染物的处理，标本的运输和处理，空针和尖锐物品的处理，医疗器械的处理。

4. 普遍预防

普遍预防措施是指预防在医疗机构内非胃肠道、黏膜和不完整皮肤暴露于经血传播的病原体。建议进行乙肝免疫接种，作为暴露于血液者普遍预防措施的一种重要辅助手段。

普遍预防措施包括：洗手/洗手设备，戴口罩/眼罩、护目镜、手套（一次性手套），穿隔离衣、塑胶围裙，废弃物和污染物的处理，空针和尖锐物品的处理。

应禁止有渗出性损伤或皮肤炎症的卫生保健工作人员从事患者的直接护理工

作或接触患者的诊疗器械，直到伤病痊愈。

如果诊断或疑似诊断的传染病不是经血液传播者时，如有必要则按 A 系统或 B 系统采取相应的隔离措施。

5. 标准预防

（1）认为患者的血液、体液、分泌物、排泄物均具有传染性，需进行隔离，不论其是否具有明显的血液污染或是接触非完整的皮肤与黏膜，既能防止血源性疾病的传播，也能防止非血源性疾病的传播。

（2）双向保护，既强调防止疾病从患者传至医护人员，也强调防止疾病从医护人员传至患者和患者传至医护人员再传至患者。

（3）其隔离措施是根据各种疾病的主要传播途径（接触、空气、微粒、常规工具和虫媒五种），包括接触隔离、空气隔离、微粒隔离三种。

（4）甲类传染病及乙类传染病中的传染性非典型肺炎、人感染高致病禽流感防护用品及防护服的穿脱方法。

6. 全套防护服

包括工作服、隔离衣、连身防护服、布帽子、12 层以上纱布口罩+带鼻夹的外科口罩（或戴 N-95 口罩）、防护眼镜，头盔（必要时用）、胶皮手套，防水围裙（必要时用）、长筒胶靴和鞋套。

7. 穿防护服的流程

应备三层服装，包括分身工作服、分身隔离服、连身防护服。

（1）分身工作服外穿分身隔离衣。

（2）工作帽，盖住头发、两耳和颈部。

（3）口罩两层（口罩要戴严），并在鼻翼两侧塞上棉球。

（4）穿连身防护服、长筒胶靴、鞋套（上车前或进病房时穿）。

（5）戴胶皮手套（两层）、防护眼镜。

8. 脱防护服的流程

（1）转运患者（消毒车辆）结束后，双手戴手套在0.5%过氧乙酸消毒液中浸泡3分钟。同时穿长筒胶靴站在盛有0.5%过氧乙酸消毒液深度为30~40 cm的药槽中浸泡3~5分钟。

（2）取下护目镜放在0.3%过氧乙酸消毒液中浸泡30分钟，清水冲洗晾干备用。

（3）脱连身防护服、鞋套、外层手套及外层口罩，并将连身防护服、手套、鞋套及口罩浸泡于0.5%过氧乙酸消毒液中1小时后按医疗垃圾处理。

（4）布隔离服及布帽子浸泡于0.5%过氧乙酸消毒液中1小时后，封闭在双层黄色垃圾袋内送洗衣房消毒清洗后方可再次使用。

（5）内层手套、内层口罩按医疗垃圾处理。

（6）脱胶靴前应再次用消毒液浸泡3分钟，再次洗手。

（7）入污染区：泡手（套）泡足（鞋）→摘护目镜→脱防护服→鞋套外层口罩。

（8）入半污染区：脱布隔离服→布帽子→脱内层口罩→脱胶靴→脱内层手套→洗手（按六步洗手法进行）。

（9）入清洁区：下班前进行卫生通过（淋浴，口腔、鼻腔及耳道的清洁消毒）后方可离开工作区域。

### （二）工作人员的手消毒

每次转运患者后及全天工作结束前用干燥肥皂或无菌肥皂液，用流动水，按六步洗手法进行洗手，用擦手毛巾（纸）擦干。擦手毛巾要每日消毒，不能使用公用毛巾，也可用烘手器烘干。必要时进行手消毒。

## 二、急救车上医疗仪器设备、医疗用品及车辆的消毒

### （一）医疗仪器设备及医疗用品的消毒

急救车上装备仪器及物品的消毒包括听诊器、表式血压计、叩诊锤、剪刀、止血钳、镊子、体温计、手电筒、止血带（一人一带）、注射器、输液器、静脉留置针、输液贴膜、棉签、胶布、酒精消毒棉片。

心肺复苏插管箱（包）包括手柄、喉镜、一次性气管插管、导丝、口咽通气管、给氧面罩、呼吸皮球、心脏按压泵、吸痰管。

仪器设备有除颤监护仪、心电图机、输液泵、车载氧气瓶、便携式氧气瓶、血糖测试仪、吸引器、锐器盒等。

医院消毒工作包括清洁、消毒、灭菌三个方面。对于急救车上的抢救仪器，由于不是进入人体的高危险性物品，一般情况下要求保持清洁。如果遇有转运消化道、呼吸道等传染病的患者后，对使用后的医疗仪器，应该采取消毒→清洁→再消毒措施。消毒应该采用对仪器表面没有损坏的中效消毒剂。在转运甲类传染病、乙类传染病中传染性非典型肺炎、人感染高致病性禽流感等患者后，消毒应该采用对仪器表面没有损坏的高效消毒剂。

### （二）车辆的消毒

凡转运甲类传染病及乙类传染病中的传染性非典型肺炎、人感染高致病禽流感等传染病患者时，车辆应回到污染停车场，消毒人员穿全套防护服消毒车辆。

首先关闭车窗，用0.8%过氧乙酸消毒液进行气溶胶喷雾消毒，空气用量20~40 mL/m$^3$，表面及地面喷至湿润，参考用量100~200 mL/m$^3$。消毒完毕后关闭车门，作用60分钟后开窗开门通风，进入清洁停车场备用。

转运甲类传染病及乙类传染病中的传染性非典型肺炎、人感染高致病禽流感

等传染病患者的车辆，前后舱要有隔断，消毒时前后舱均应消毒。

车内消毒顺序：先从外到里，再从里到外、从上到下。

凡传染病患者可能污染的部位均应重点消毒（如后舱内外门把手，窗户开关，担架扶手等）。

## 三、医疗垃圾的分类与处理

### （一）分类

1. 黑色垃圾袋

一般性废弃物，医患人员普通生活垃圾。

2. 黄色垃圾袋

医用固体废弃物、感染性废弃物。

3. 坚固的容器

锐利物品。

### （二）处理

1. 医用固体废弃物

（1）需要废弃的敷料（棉球、棉签、纱布、棉垫、绷带、引流条）。

（2）用后的注射器、输液（血）器、套管针、止血带、压舌板等。

（3）被血液及感染性体液污染的一次性布类、纸类及其他类。

（4）需废弃的空尿袋（管）、引流袋（瓶）、引流管、手套、插管等。

（5）需废弃的帽子、口罩、患者被服、衣裤等。

此类废弃物属于医疗垃圾，应放入黄色垃圾袋，统一带回医院医疗垃圾站，由医院统一清运、焚烧。

2. 锐利物品

（1）各类刀片、缝针、针灸针。

（2）实验室废弃的载玻片、玻璃试管。

（3）废弃的安瓿、破碎体温计的玻璃部分。

（4）使用后的注射器针头，输液器、输血器的上下两端锐利部分。

此类属于医疗垃圾中锐利物品，应统一放入锐器盒内，装满 3/4 后封闭容器，统一带回医院医疗垃圾站，由医院统一清运、焚烧。

（三）其他

（1）各类引流液在倾倒前，必须经 500~1000 mg/L 含氯消毒剂消毒 30 分钟后倒入污水池。

（2）被体液、血液污染及传染病患者污染的衣物、被服应密封在黄色垃圾袋中，送到医疗垃圾站，由医院统一清运、焚烧。

（3）被特殊病原体（艾滋病、气性坏疽、破伤风等）污染的衣物、被褥、敷料等密封在双层黄色垃圾袋中，送到医疗垃圾站，由医院统一清运、焚烧。

（4）被特殊病原体（艾滋病、气性坏疽、破伤风等）污染的器械用 2000 mg/L 含氯消毒浸泡 30 分钟后再进行清洗。

## 第七节　急诊重症监护室管理

急诊重症监护室（EICU）是集中经过专业训练的医护人员和先进的现代化医疗监测仪器和设备，对危重症患者进行全面、深入而有系统的监护，动态观察和病情分析，采取及时、有效的措施进行加强治疗的场所。实践证明，EICU 是抢救危重患者、提高医护抢救水平最有效的组织形式。对提高危重患者急救的成功率，降低伤残率和死亡率具有极其重要意义。建立 EICU 是完善的急救系统的重要组成部分。

## 一、EICU 的设置

三级医院 EICU 的监护床位数的设置至少应占所在急诊科年平均每日急诊患者数的 5%，最少不得低于 6 个监护单元。独立监护病室每单元床所占面积不少于 20 $m^2$，多床监护病室每单元床所占面积不少于 16 $m^2$。

EICU 按国家有关标准行封闭式设计，特别是应具备完备的消毒隔离设施（如层流等）。监护单元中至少有一间为具备接收严重传染性疾病患者能力的独立的隔离监护单元。室内带负压系统，独立的双回路供电系统，有中心供氧系统，中心负压吸引系统，医疗区与功能支持区分布合理等。

EICU 床位与医生之比为 1∶（1~2），EICU 床位与护师（士）总数之比不少于 1∶（3~4）。

## 二、EICU 的仪器设备及其管理

### （一）基本设备

每个床头应设中心供氧、中心吸引，还有中心供压缩空气，以便呼吸机的使用；输液瓶悬吊装置与天花板滑槽轨道。床头有照明光源、应急光源、多功能电源插座数个。

### （二）监护治疗设备

#### 1. 中心监护系统

多功能监护仪 1 台/监护床，基本功能有心电、呼吸、血氧饱和度、呼气末二氧化碳、无创血压、有创血压、体温监测、24 小时监测结果回顾等，并具备监测功能的可扩展性、心排出量监测装置或与监护仪配套的心排出量监测模块等。中心监护仪同时可显示多张床位患者的监护数据，配有打印机，并设有回放记忆等功能。

2. 抢救治疗设备

（1）呼吸机：其功能模式为 CMV、SIMV、PSV、CPAP/PEEP、新型通气模式≥2 项，$FiO_2$ 可调；可监测潮气量、气道峰压、平台压、平均气道压、分通气量、$FiO_2$；其中至少 1 台呼吸机为便携式，可在转运患者时应用。

（2）除颤器、临时起搏器、12 导联心电图机。

（3）麻醉咽喉镜、面罩和简易呼吸器。有条件备纤维支气管镜。

（4）床边血液净化机（有条件）。

（5）输液泵、注射泵。

（6）气管插管、气管切开套管等抢救物品。

（7）各种抢救包：如气管切开包、清创缝合包、胸腔穿刺包、腰椎穿刺包、脑室减压包等齐全并有储备。

3. 辅助检测设备

床边 X 线摄片机、床边便携式 B 超机、血气分析仪、快速血糖自动测定仪等。

（三）仪器设备管理

1. 交接制度

每班护士需认真交接各种抢救仪器，确保数目准确、运转正常，呈备用状态。

2. 仪器使用

各种仪器，如监护仪、呼吸机、除颤器、心电图机、输液泵等，要按照说明书写出操作程序并挂在仪器醒目位置。护士应掌握操作面板的英文标识，必要时翻译成中文。

3. 仪器维护

制订各种仪器的清洁、消毒程序并悬挂在仪器上。

（1）正在使用的仪器应每日擦拭浮灰1次，保证仪器清洁无污迹。

（2）仪器使用后由专人彻底清洁、消毒，如呼吸机管道的消毒（一次性管道除外）、湿化罐的消毒、细菌滤过器的消毒等。消毒配件应备双套，立即连接好仪器，并充电使仪器处于备用状态。同时做好“已消毒”标识，并登记在仪器使用和维护登记本上。

（3）每周由专人对仪器进行维护保养，检查各电源线路，各仪器运行是否正常。如发现异常，应立即通知护士长与维修部门联系检修，确保EICU抢救设备与仪器完好率100%。

（4）公示各仪器维修人员的联系方式，以备仪器出现故障及时联系维修。

（5）仪器维修后，维修人员应在仪器使用和维护登记本上登记故障原因及处理结果。

## 三、EICU抢救物品与药品管理

### （一）抢救物品与药品管理

（1）抢救物品做到定物、定量、定位。

（2）抢救车专人保管，定时检查并有记录。

（3）抢救物品清洁、完整、无尘、无血迹。

（4）抢救车无过期物品。

（5）抢救物品好用、呈备用状态，完好率 100%。

（6）抢救药品定位、定数、标记清楚、无过期。

（7）抢救物品与药品交接班清楚、有记录，使用情况有记载。

（8）护士长定期检查，有记录。

### （二）毒麻药品管理

（1）毒麻药品专人管理并上锁。

（2）毒麻药品要账目清楚。

（3）毒麻药品交接班清楚、有记录，使用情况有记载。

（4）毒麻药品使用按要求登记，项目齐全。

（5）护士长定期检查，有记录。

## 四、EICU 感染监控

为挽救危重患者的生命，侵入性操作增加，加之患者免疫功能下降，出入患者之间的交叉感染，易感人群密集，通风设施欠佳，EICU 内的感染已是一个突出问题，它远远高于普通病房院内感染。

### （一）EICU 内预防污染设施

#### 1. 自然通风

开窗换气，每天通风 2～3 次，每次 20～30 分钟。

#### 2. 机械通风、空气净化设备

可用 5 μm 过滤器及轻度正压通风，并将污染的空气流向排污处，采用湍流或层流净化空气进行通风，以后者为好，可清除空气中细菌，控制空气污染，保持室内相对无菌的环境。

3. 紫外线循环风消毒机

紫外线是EICU常用空气消毒方法，使用正确可降低空气中50%~70%悬浮微生物。一间10~15 $m^2$ 房间应安装1个30 W无臭氧紫外线循环风消毒机（对人无害），距离地面2.5m左右，有效照射强度须达70 μW/c $m^2$ 以上，每日定时照射2次，每次2小时。

4. 各种消毒液

室内物体表面用500 mg/L有效氯消毒液擦拭，墙壁每周擦拭1次，门窗、床头柜、床等每日擦拭1次，地面每日不少于4次，可减少细菌数达95%以上。

5. 设备与用具的清洁、消毒

EICU提倡使用一次性医疗物品，以预防交叉感染。认真做好床上用品终末消毒。擦布、拖把、扫把用后用500 mg/L有效氯消毒液消毒后晾干，并按不同用途分开使用，不得混用。

### （二）空气微生物监测

1. 空气微生物监测

每月1次，方法有两种：①采样器采集法：用采样器采集空气中悬浮微生物，采样高度距地面1.5m，采样时间1分钟，立即送检。置于37 ℃培养24小时后计算菌落。消毒后空气中菌落量每立方米应小于500菌落形成单位（500CFU/$m^3$），含菌量计算公式为：CFU/=采样条上菌落数/采样时间（分）×2.5；②平板暴露法（平皿沉降法）：将普通琼脂平皿放在室内四角及中央各1个，暴露10~15分钟，然后将平皿置于37℃恒温箱24小时培养，计算菌落数。CFU/$m^3$=50000N/A×T。其中A为平皿面积（c $m^2$）；T为暴露时间（分钟）；N为平皿菌落数（CFU）。

2. 消毒液浓度监测

含氯消毒液浓度每周 2 次用消毒液试纸测试，确保消毒液配制浓度准确。

对以上监测结果必须认真记录、存档，以利于今后对 EICU 感染监控情况的了解和分析，及时消除不利因素。

（三）人员要求

EICU 的每位医护人员，应具备较强的预防感染的意识，自觉遵守消毒隔离制度。对具有一定传染性的感染性疾病要穿隔离衣。检查完每个患者都要洗手或用含酒精消毒液消毒，严格按照六步洗手法洗手。

## 五、EICU 的患者收治

### （一）EICU 收治对象

EICU 的病员是急诊科经现场抢救之后转入的患者：①严重创伤，特别是多发伤、复合伤和大手术后生命体征不稳者；②各种原因（如创伤、感染等）造成的 MODS；③各种类型的休克、严重感染、败血症患者；④心肺脑复苏者；⑤急性心力衰竭、急性心肌梗死、严重心律失常、低心排出量综合征；⑥各种原因所致的急性呼吸衰竭（如重症肺炎、ARDS、重症肌无力危象、各种内分泌危象、吉兰-巴雷综合征等）；⑦急性中毒。

### （二）EICU 患者的收治

1. 了解病情

负责护送患者的护士需电话提前通知 EICU 护士，报告将要收治患者的诊断、意识状态、生命体征情况及所需准备抢救仪器、设备及物品等情况。

2. 接收准备

（1）床位准备：根据病情所需，备好气垫床、一次性床单、固定器材等。

（2）抢救仪器：备好呼吸机、除颤器、心电监护仪、输液泵、注射泵等。

（3）抢救物品：备好吸氧、吸痰物品并连接到中心吸氧、负压吸引装置等，备好人工气道护理用品，备好抢救车（内有麻醉咽喉镜、气管插管、各种抢救药品等）。

3. 途中要求

入住 EICU 患者途中要有医护人员陪同，有条件者可使用便携式心电监护仪，呼吸衰竭者可同时使用氧气袋或小氧气筒接简易呼吸器或转运呼吸机，为防止气道阻塞，带简易吸痰器，维持静脉通路，带好复苏抢救药品。

4. 交接患者

EICU 护士与护送患者的护士共同将患者安全转运至监护床上，连接好吸氧装置、心电监护仪等，交接患者病情、生命体征、用药情况，交接各种管道的长度及是否通畅（如气管插管、留置胃管、导尿管、输液管路等），并认真交接患者皮肤情况。

5. 建立护理记录

根据部门要求，EICU 护士可建立护理记录单或护理病历、脏器功能监测表格、危重症评分表等，并根据要求进行填写、评分。

6. 入室患者家属宣教

向家属交待 EICU 监护特点，探视时间，留下患者家属联系电话、地址，发生病情变化时及时通知家属。

## 六、EICU 的护士素质与培训

EICU 护士要具有高度的责任心，敏锐的洞察力，扎实的急救理论知识和熟练的急救操作技能。EICU 护士必须严格挑选，并经 3~6 个月的 EICU 专业培训，掌握和熟悉重症监护技术的理论及各项抢救技术（如 CPR，气管插管配合，心电图机、除颤器、输液泵、心电监护仪的操作，呼吸机管道连接和基本参数调节，各种仪器的报警原因分析及故障解除等），能熟练配合医生完成各项抢救工作。在日常工作中，EICU 护士要定期参加各种业务培训，不断提高专业技能及理论水平，了解 EICU 的新进展。

# 第三章　急救操作技术

## 第一节　洗胃术

洗胃术即洗胃法，是指将一定成分的液体灌入胃腔内，混合胃内容物后再抽出，如此反复多次。目的是清除胃内未被吸收的毒物或清洁胃腔，为胃部手术、检查作准备。对于急性中毒，如吞服有机磷、无机磷、生物碱、巴比妥类药物等，洗胃是一项极其重要的抢救措施。

### 一、目的

（1）除去胃内的有毒物质或刺激物，避免其被胃肠道吸收。

（2）减轻胃黏膜水肿，如幽门梗阻的患者，通过胃灌洗，将胃内潴留食物洗出，减少滞留物对胃黏膜的刺激，从而消除或减轻黏膜水肿。

（3）为胃肠道等手术或检查做准备。

### 二、适应证

（1）口服毒物中毒，清除胃内未被吸收的毒物。

（2）治疗完全性或不完全性幽门梗阻。

（3）急、慢性胃扩张。

## 三、禁忌证

（1）吞服强酸或强碱等腐蚀性毒物时切忌洗胃，以免造成穿孔。

（2）严重的心肺疾患。

（3）惊厥未控制者不宜插胃管，强行试插常可诱发惊厥。

（4）消化道溃疡、食管阻塞、食管静脉曲张、胃癌等患者应慎重。

## 四、洗胃的方法

### （一）口服催吐法（适用于清醒、能合作的患者）

#### 1. 操作前准备

治疗盘、橡皮围裙、水桶、清水。

#### 2. 操作步骤

（1）患者取坐位，戴好橡皮围裙，水桶放置患者座位前。

（2）嘱患者自饮大量灌洗液，引发呕吐，不易吐出时，可用压舌板压其舌根刺激引起呕吐；反复进行，直至吐出的灌洗液清亮无异味为止。在此过程中要注意患者的一般情况，询问其感受，并予以必要协助，观察呕吐物，注意有无出血等。

（3）协助患者漱口，擦脸，必要时更换衣物，卧床休息。

（4）清理用物，整理患者床单位。

（5）记录灌洗液名称及液量，呕吐物颜色、气味及量，必要时将呕吐物送检。

### （二）注射器洗胃法（主要用于儿童患者）

#### 1. 操作前准备

治疗盘内有：①弯盘；②治疗碗；③液状石蜡；④纱布；⑤压舌板；⑥多孔喷洒式硅胶胃管；⑦20 mL、50 mL 注射器；⑧棉签；⑨水温计；⑩垫巾。胶布、听诊器、清水桶、污水桶、洗胃机、洗胃溶液。

操作者洗手，戴口罩。物品准备齐后携用物至患者床旁，向患者解释洗胃的目的，介绍插管步骤和插管过程中的不适，望其配合。

#### 2. 操作步骤

（1）摆体位，协助患者取左侧卧位。

（2）取垫巾放于患者头部，如有活动性义齿应先取下，弯盘置于患者口角处。

（3）右手食指分别按压双侧鼻翼查看鼻腔是否通畅。

（4）取棉签蘸清水清洁双鼻腔，选择较大一侧为插入端。

（5）插胃管

①戴清洁手套。

②测量插入胃管长度，由耳垂经鼻尖至胸骨剑突下 45~55 cm。

③取棉签蘸液状石蜡润滑胃管前端 14~16 cm。

④左手用纱布托胃管，右手用纱布裹胃管前端 5~6 cm 处，从一侧鼻腔缓缓插入，当胃管插入 10~15 cm 时（咽喉部），嘱患者做吞咽动作，轻轻将胃管推进，当插入 45~55 cm 时（相当于从患者的耳垂至鼻尖再至剑突下的距离），胃管进入胃内。

⑥取 20 mL 注射器连接胃管，判断胃管位置：a 抽吸胃内容物，抽出胃液证明在胃内；b 将听诊器放在患者胃部，用注射器向胃管内注入 10 mL 空气，听气

过水声；c 将胃管末端置于盛水容器内，查看是否有气泡逸出。

⑦固定胃管，用 50 mL 注射器抽净胃内容物，注入洗胃液约 200 mL，再抽出弃去污水桶内，如此反复冲洗，直至灌洗液澄清无异味为止。

⑧冲洗完毕后，反折胃管，迅速拔出。

### （三）洗胃机洗胃法

洗胃机洗胃法是采用多孔喷洒式硅胶胃管，使洗胃溶液对胃壁黏膜进行冲洗，同时将胃内污液通过胃管抽出，达到迅速排出毒物的目的。

#### 1. 操作前准备

治疗盘内有：①弯盘；②治疗碗；③液状石蜡；④纱布；⑤压舌板；⑥多孔喷洒式硅胶胃管；⑦20 mL、50 mL 注射器；⑧棉签；⑨水温计；⑩垫巾。胶布、听诊器、清水桶、污水桶、洗胃机、清胃溶液。

操作者洗手，戴口罩。物品准备齐后携用物至患者床旁。备齐用物，携至患者床旁，查对姓名，向患者解释洗胃的目的，介绍插管步骤和插管过程中的不适，望其配合。

#### 2. 操作步骤

（1）摆体位，协助患者取左侧卧位。

（2）取垫巾放于患者头部，如有活动性义齿应先取下，弯盘置于患者口角处。

（3）右手食指分别按压双侧鼻翼查看鼻腔是否通畅。取棉签蘸清水，清洁双鼻腔，选择较大一侧为插入端。

（4）插胃管方法同注射器洗胃法。

（5）取 20 mL 注射器连接胃管，判断胃管位置，方法同注射器洗胃法。

（6）固定胃管，使用 50 mL 注射器抽吸胃内容物，留做标本检测。

（7）将胃管末端与洗胃机相连接。首先将胃内液通过胃管抽出，再利用洗胃液对胃壁黏膜进行反复冲洗，直至洗出液澄清无味为止。

（8）洗胃完毕，反折胃管，快速拔出。

3. 注意事项

（1）在插管过程中如遇患者有恶心或呛咳，应将胃管拔出，休息片刻后再插，以防误入气管。

（2）胃管插入困难的原因：①气管插管术后。②食管痉挛。③躁动、不配合。此时强行插管，易造成食管和胃穿孔。食管痉挛患者可考虑先给阿托品类药物；躁动患者可考虑先镇静，再插胃管。

（3）毒物不明时，应抽出胃内容物送检，洗胃液选择清水，待毒物性质明确后，再采用拮抗剂洗胃。

（4）昏迷患者洗胃宜谨慎，应取去枕平卧位，头偏向一侧，建议先行气道保护，以免造成分泌物误入气道。

（5）在洗胃过程中应随时观察脉搏、呼吸、血压及患者腹部情况，如患者主诉腹痛，且流出血性灌洗液或出现休克体征，应立即停止洗胃操作，通知医师，并配合相应抢救工作且在记录单上详细记录。

（6）每次灌洗液量以200～300 mL为限，须反复多次灌洗，如灌入量过多，液体可从鼻腔内涌出而引起窒息，同时还易产生急性胃扩张，使胃内压上升，增加毒物吸收，突然的胃扩张又易兴奋迷走神经，引起反射性心脏骤停，对心肺疾患患者更应慎重。

（7）洗胃机压力设置不宜过大，应保持在100 mmHg，以免损伤胃黏膜。

（8）洗胃过程中应注意变换体位，以利“盲区”毒物的排出，无论何种体位，必须将头偏向一侧，防止误吸。

（9）胃管阻塞的处理方法是采用充气与间断负压吸引的方法。将洗胃机调至“停档”，分离胃管，连接皮球，按漏斗式洗胃法向胃管内充气数次，然后取下皮球，将洗胃机调至“吸档”，放低胃管，反复吸引 2~3 次，通畅后，再连接洗胃机继续洗胃。

（10）洗胃完毕，胃管宜保留一定时间，不宜立即拔出，以利再次洗胃，尤其是有机磷中毒者，胃管应保留在 24 小时以上。

（11）使用洗胃机前，应检查机器运转是否正常，各管道衔接是否无误。

（12）对于中毒患者，应根据毒物性质选择洗胃溶液；1605、1059、乐果等禁用高锰酸钾洗胃，否则可氧化成毒性更强的物质；美曲膦酯（敌百虫）遇碱性药物可分解出毒性更强的敌敌畏，其分解过程可随碱性的增强和温度的升高而加速。

### （四）其他方法

1. 灌流洗胃法

（1）患者取坐位或侧卧位，昏迷者取头低位。

（2）将胃管前端涂以液状石蜡，经口腔或鼻腔将胃管缓慢送入约 50 cm。插管后如能抽出胃内容物或从胃管注入空气时在上腹部用听诊器能听到气过水声，则证实胃管已入胃内，固定胃管。

（3）插入胃管后先用注射器抽出胃内液体。将胃管末端的漏斗提高 50 cm，注入洗胃液 200~300 mL，然后将漏斗放低，利用虹吸原理吸出胃中液体。或用一个三通管，放在低于病床平面，一端与盛洗胃液的输液瓶相连，一端与胃管相连，另一端连接橡皮管用作排出胃内容物的通道，将连接输液瓶管道上的夹子放松，这样经胃管流入洗胃液 200~300 mL，夹紧夹子，放松排出管道夹子，胃内液由虹吸原理引流至污物桶。

（4）当流出量基本等于灌入量时，再抬高漏斗，重新注入洗胃液，如此反复清洗直至流出液无味为止。

2. 胃造瘘洗胃术

在一些特殊情况下因患者喉头水肿、食管阻塞或食管狭窄致胃管插入困难，或有插管禁忌证但又有严重的急性口服中毒，可行胃造瘘洗胃术，在直视条件下对胃反复灌洗。

3. 气管导管引导法

临床抢救有机磷中毒患者时，经常遇到的问题是患者来诊时或来诊后很快呼吸停止，即给予气管插管机械通气，但每位患者又都需要尽快插管洗胃。由于气管插管气囊压迫食管，牙垫及气管插管改变了正常的咽部、食管及气管间的相互关系，常规方法置入胃管更加困难，有时需拔出气管导管方能插入，个别患者即使拔出气管插管胃管插入也很困难。

气管导管引导法是从通常行气管插管时气管导管有时误入食管而得到的启发。在喉镜暴露声门下，有意将气管导管插入食管作引导，选择较大号气管导管，胃管经气管导管入口处很顺利地插入胃内。

4. 钢丝导引法

对于一些已进行气管插管的患者，采用钢丝导引法，不影响人工通气，可使胃管顺利插入。具体方法为：

（1）采用未开封的冠状动脉造影导引钢丝（含整的外包装塑料软管），长120 cm，将两端锐利缘磨平，用碘酒消毒后备用。

（2）大号胃管（保证胃管内径大于导引管外径）根剪去顶端10 cm，消毒备用。

（3）先将涂有液状石蜡的导引管插入胃管内，一端露出胃管尾部约5 cm。将胃管外周涂上液状石蜡后，左手扶住胃管中段，右手持导引管通过牙垫孔，保持导引管与食管同一走向（防止抵住咽侧壁而卷曲在口腔中），轻轻插入即可顺利进入食管，估计进入深度 1 cm 左右时，保持导引管另一端不动，借助导引管的导向将胃管送入胃内，拔出导引管即可进行洗胃等操作。

（4）也可先将导引管放入食管，再将胃管套套在导引管上，以同样方法送入胃管，导引管在跨咽部时如遇阻力，可将导引管后退至口腔，保持与食管同一方向再次插入即可进入食管。

（5）由于气管插管气囊压迫食管，导引管在跨过咽部过程中有一定突破感。此方法利用导引管内导引钢丝的韧性和外包装塑料管的硬度，加上塑料管管径细小，能很快地将胃管导入胃内，对正在进行的人工通气无不利影响，人工通气也不影响胃管的放入操作，且由于低压气囊的阻力，导引管很难进入气管。

### （五）洗胃术的护理措施

（1）清醒患者一定要做好解释工作，拒绝洗胃患者要家属理解取得配合。

（2）为提高插管成功率，清醒患者当胃管插入 10~15 cm（咽喉部）时，嘱患者做吞咽动作，轻轻将胃管推进。如患者呈昏迷状态，插管前用开口器撬开口腔，当胃管插至咽喉部时，用一手托起头部，使下颌靠近胸骨柄、咽喉部弧度增大，再插至需要长度。

（3）在插入胃管过程中如遇患者剧烈呛咳、呼吸困难、面色发绀，应立即拔出胃管，休息片刻后再插，避免误入气管。

（4）检查胃管在胃内的方法

①经胃管抽出胃液。

②将胃管的末端置于装水碗中，查看无气泡逸出。

③用注射器注射 10 mL 空气注入胃管，听诊胃区有气过水声。

（5）洗胃过程如患者出现大量呕吐，可采取头低位并转向一侧，以免洗胃液误入气管内，患者出现呕吐时应及时清理口腔及呼吸道异物，保持气道通畅。

（6）密切观察患者的生命体征变化，特别是呼吸的变化，解开紧身内外衣，减少呼吸运动障碍，必要时吸痰、吸氧。最好做血气分析，如氧分压低于6.65 kPa（50 mmHg），则应气管插管，使用呼吸机。

（7）拔管时分离胃管后注意反折夹紧，用纱布包裹胃管，嘱患者深呼吸，于呼气末时拔管，管端至咽喉部快速拔出，避免管内液体流入气管。

（8）洗胃完毕，协助患者漱口、洗脸、更换衣服，必要时洗头、擦身，更换床单、枕套、被套，做好环境清洁，整理用物，归回原处。

（9）洗胃机处理排水→消毒清洗→关机→放固定位置备用。一次性用物用黄色垃圾袋装好送指定地点。

（10）做好洗胃记录，包括患者在洗胃过程出现的病情变化及处理，洗胃入量与出量，洗出液性质、气味、颜色，患者神志、生命体征变化等，洗胃后的进一步治疗。

## 第二节　呼吸机的使用

呼吸机作为急慢性呼吸衰竭的一种治疗措施，在我国得到了普遍推广应用，使呼吸衰竭的抢救成功率有了明显的提高。目前已广泛应用于急诊、麻醉、各种ICU及ICU中的呼吸功能不全患者的呼吸支持。

### 一、目的

#### （一）改善通气功能

在保证呼吸道畅通的前提下，通过调节潮气量、呼吸频率，使患者维持足够的通气量，改善缺氧和二氧化碳潴留。

### （二）改善换气功能

通过呼气末加压呼吸（PEEP）或延长吸气时间等方法，改善肺内气体分布不均匀，改善通气/血流比例失调和肺内静动脉分流增加，提高血氧分压。

### （三）降低呼吸做功

应用呼吸机使呼吸肌负担减轻，耗氧量减少，有利于缺氧的改善，同时减轻心脏负担。

## 二、适应证

### （一）外科疾病及术后呼吸支持

①严重创伤，如胸外伤、颅脑外伤、胸腹联合伤所导致的呼吸功能不全者；②体外循环术后呼吸支持、全肺切除术后；③休克、急性胰腺炎、急性创伤、大量失血导致 ARDS 者；④重症肌无力行胸腺摘除术后导致呼吸困难或缺氧危象者。

### （二）气体交换功能障碍

①ARDS；②新生儿肺透明膜病；③心力衰竭、肺水肿；④慢性肺部疾患。

### （三）呼吸机械活动障碍

①神经肌肉疾病；②骨骼肌疾病或脊髓病变；③中枢神经功能障碍或药物中毒。

### （四）呼吸支持

麻醉及术中呼吸支持，心肺复苏术后呼吸支持。

## 三、禁忌证

（1）中度以上的活动性咯血。

（2）重度肺囊肿或肺大疱。

（3）支气管胸膜瘘。

（4）未减压或引流的气胸或大量胸腔积液。

（5）心肌梗死或严重的冠状动脉供血不足。

（6）血容量未补足前的低血容量性休克。

## 四、操作前准备

### （一）呼吸机主机

临床上常用的呼吸机有两大类，即常频呼吸机和高频呼吸机，前者又分3大型：定压型、定容型和多功能型，各型呼吸机均有其各自的特点。

1. 定压型呼吸机

以压缩氧为动力，产生一定压力的气流。工作时，它能按预定压力和呼吸频率将气体送入肺内；当肺内压力上升到预定值时，送气停止，转为呼气，肺内气体借胸廓和肺的弹性回缩而排出体外。当压力下降到某预定值时，以产生正压送气。其工作时潮气量受气流速度、呼吸道阻力及肺、胸廓的顺应性影响。

2. 定容型呼吸机

依靠电力带动工作，提供一定的潮气量。工作时，将预定容积的气体在吸气期输给患者，然后转为呼气相，经过一定间歇，然后再转为吸气相。该型呼吸机上装有安全阀，当送气压力超过某一限度时，剩余潮气量即从安全阀自动逸出。在安全阀限度内，潮气量不受肺、胸廓顺应性和呼吸道压力的影响。其呼吸频率、吸气时间、呼吸时间比、氧浓度等可分别调节。

3. 多功能型呼吸机

这种类型的呼吸机结构复杂，一般兼容上述两种呼吸机的功能。

4. 高频呼吸机

其呼吸频率超过正常呼吸频率4倍以上。其主要工作原理是通过送出脉冲式喷射气流以增强肺内气体弥散，且不受局部肺组织顺应性及其阻力的影响，在改善通气/血流比例方面优于常频呼吸机。

（2）高压氧气管、空气管各1根，电源线1~3根。

（3）气源包括氧气和空气。

（4）减压表和扳手。

（5）管道系统及附件主管道5~6根，信号管道（压力监测管及雾化管道），加温器，湿化器，雾化器，滤水杯，支撑架，管道固定夹，温度计。

（6）其他过滤纸，无菌蒸储水1000 mL，模拟肺，多功能电插板，可伸屈接头及无菌纱布，仪器使用登记本及笔。

## 五、操作步骤

（1）根据需要选用性能良好、功能较全的机型。

（2）湿化器的水罐中放入滤纸及适量无菌蒸馏水。

（3）连接呼吸回路、测压管、雾化管及模拟肺，检查是否漏气。

（4）带机及用物至床旁，对床号、姓名，清醒患者给予解释。

（5）将高压氧气表与减压表进气口连接，连接好空气管道。

（6）接通电源，依次打开空气压缩机、呼吸机及湿化加温器开关，加温器需通电加温5分钟后方可给患者使用，湿化水温度以32~35℃为宜，24小时湿化耗水量要在250 mL以上。

（7）调节方式选择键（MODE），根据需要设定通气方式。

①自主呼吸（SPONT）：患者自主呼吸好，辅助患者呼吸，增加氧气吸入，降低呼吸肌做功。

②同步间歇指令通气（SIMV）：是一种容量控制通气与自主呼吸相结合的特殊通气模式，两种通气共同构成每分通气量。这种通气方式一般用于撤机前的过渡准备。

③机械辅助呼吸（AMV）：指在自主呼吸的基础上，呼吸机补充自主呼吸不足的通气量部分。

④机械控制呼吸（CMV）：指呼吸机完全取代自主呼吸，提供全部通气量，是患者无自主呼吸时最基本、最常用的支持通气方式。

⑤持续气道正压（CPAP）：在自主呼吸的基础上，无论吸气还是呼气均使呼吸道内保持正压水平的一种特殊通气模式，有助于防止肺萎缩改善肺顺应性，增加功能残气量。可用于患者撤机前。

⑥呼气末加压呼吸（PEEP）：在呼气末维持呼吸道一定正压的呼吸方式，目的是在呼气终末时，保持一定的肺内压，防止肺泡塌陷。通常所加 PEEP 值为 5~15 $cmH_2O$，使用时从低 PEEP 开始逐渐增至最佳 PEEP。“最佳 PEEP”是指既改善通气提高 $PaO_2$，又对循环无影响的 PEEP 值。

（8）设定潮气量，一般按 6~10 mL/kg 计算，可直接设置或通过流速×吸气时间设置。

（9）设定吸氧浓度（$FiO_2$）现代呼吸机配有空一氧混合器，是一种可以使氧浓度在 21%~100%间选择的装置。通常设置在 30%~50%，脱机前 35%~40%，平时可根据血气和缺氧情况调节，在麻醉复苏过程或吸痰前后可加大氧浓度。但氧浓度大于 70%使用一般不超过 24 小时，如长时间高浓度给氧可引起氧中毒、肺损伤及婴幼儿晶状体纤维组织形成。

（10）设定呼吸频率为 10~20 次/分。吸呼比通常为 1∶1~1∶3。

（11）根据需要设定其他参数旁路气流

呼气期仍流入新鲜气流以减少患者呼吸做功。触发灵敏度，是指在呼吸机辅助通气模式时，靠患者自主吸气的初始动作，使吸气管中产生负压，被呼吸机中特定的传感器感知而同步协调启动呼吸机行机械通气，这种感知域即称为触发灵敏度。

（12）设置报警上、下限范围，包括工作压力、分通气量、呼吸道阻力等。

（13）再次检查管道是否连接正确、有无漏气、测试各旋钮功能，试机后与患者连接。

（14）上机后严密监测生命体征、皮肤颜色及血气结果，并做好记录。

（15）自主呼吸恢复、缺氧情况改善后试停机。脱机步骤：

①向患者解释，消除患者紧张恐惧心理。

②使用 SIMV、CPAP。

③面罩或鼻导管给氧，间断停机。

④渐停机，如停机失败可再开机，待患者病情缓解后应积极撤机。

（16）关机顺序关呼吸机→关压缩机→关氧气→拔电源插头。

（17）用后注意呼吸机的清洁卫生呼吸管道应先用清水冲洗，再用 1∶200 的“84”消毒液浸泡消毒 30 分钟，最后用蒸馏水冲洗晾干备用。管道应定期采样做细菌培养。

（18）登记呼吸机使用时间与性能，清理用物放回原处。

## 六、注意事项

（1）根据病情需要选择合适的呼吸机，要求操作人员熟悉其性能及操作方法。

（2）严密监测呼吸、循环指标，注意呼吸改善指征。

（3）加强呼吸管理

①重视报警信号，及时检查处理。

②保持呼吸道畅通，及时处理分泌物，定期湿化、雾化。

③严格无菌操作，预防感染，呼吸机管道每 24 小时更换 1 次。

④加强患者营养，增强患者体质。

（4）加强呼吸机管理

①机器电源插座牢靠，不松动，保持电压在 220V 左右。

②机器与患者保持一定的距离，以免患者触摸或调节旋钮。

③及时倾倒滤水杯内的水。

④空气过滤网定期清洗。

⑤呼吸管道消毒应按程序进行。管道脆、易折、易破，应固定牢靠，避免过分牵拉。

⑥机壳表面用软布隔日擦拭 1 次，保持清洁。

⑦机器定期通电、检修，整机功能测试 1 次/年。

# 第四章　心脏骤停与心肺脑复苏

## 第一节　概　述

### 一、心脏骤停的原因

引起心脏骤停的原因可分为心源性和非心源性两大类。心源性因素，如急性心肌梗死、心脏破裂、严重的房室传导阻滞、室性心动过速等；非心源性因素，如窒息、溺水、电击伤、自缢等意外事件，严重的电解质与酸碱失衡、严重中毒、药物过量、过敏反应，麻醉意外，还有某些诊疗操作，如心导管刺激使心内膜应激性增高引起的室颤等。

心脏骤停可能是原发的，也可能是继发的，但不论何种原因，均可直接或间接地引起冠状动脉灌注减少、心律失常、心肌收缩力减弱或心排出量下降等症状，从而导致心脏骤停的发生。

### 二、心脏骤停的类型

根据心脏活动及ECG表现，心脏骤停可分为3种类型。

#### （一）心室纤维颤动（VF）

是心脏骤停中最常见的类型，约占心脏骤停患者的70%。此时心脏呈现不规则的、快速的颤动，ECG表现为QRS-T波完全消失，出现大小不等、张力小、颤动幅度小的为“细纤颤”；张力较强、颤动幅度较大的为“粗纤颤”。

### （二）心室静止（AS），或称心室停顿（VS）

心室静止时，心脏多处于舒张状态，心肌张力低，无任何动作，ECG 呈一条直线，或偶见 P 波。

### （三）心电机械分离 ECG

显示宽大畸形、振幅较低的 QRS 波群，频率 30 次/分以下。但心脏已丧失有效泵血的功能，血压及心音均测不到。有人认为，心电机械分离并无确切的范围，除心室纤维颤动和心室停顿外，凡摸不到大动脉搏动的窦性、房性、交界性、室性心动过缓或心动过速均属于心电机械分离。

心脏骤停最初表现为何种类型可因人因病而异，但三种类型可相互转化，其后果均是心脏不能有效泵血，应立即展开抢救而不应拘泥于类型。

## 三、心脏骤停的临床表现

对心脏骤停的诊断特别强调快而准，原有 ECG 监测和直接动脉压监测者，在其发生的瞬间即可诊断，否则只有凭以下临床表现在短时间内确定诊断

（1）清醒患者突然意识丧失或伴有短阵抽搐。

（2）触不到大动脉（颈动脉和股动脉）搏动。

（3）自主呼吸停止。

（4）心音消失，血压测不到。

（5）瞳孔散大。

（6）面色苍白或发绀。

### 四、心脏骤停的诊断

诊断标准中，清醒患者突然意识丧失或伴有短阵抽搐、触不到大动脉（颈动脉和股动脉）搏动最为重要，凭此即可诊断为心脏骤停，呼吸的消失常在心脏骤停后30~60秒才出现。其中大动脉搏动可凭触诊在10秒内确定，切忌反复去测血压、听心音，或寻找检测仪器来确认而延误抢救时间，使患者丧失复苏的机会。因为大动脉搏动的测量存在一定难度，对非医学的急救者不作要求，仅确定意识丧失和呼吸停止即可进行复苏。

### 五、心肺脑复苏的概念

心脏骤停（SCA）是指患者的心脏正常或无重大病变的情况下，受到严重打击所引起的心脏突然停搏，有效泵血功能丧失，引起全身组织器官严重缺血、缺氧和代谢紊乱。心脏骤停是临床上最严重的急症，意味着“临床死亡”的开始。

心肺脑复苏（CPCR）是指使患者迅速恢复循环、呼吸和脑功能所采取的一系列抢救措施。

## 第二节　基础生命支持

基础生命支持又称初期复苏或现场急救，是在心脏骤停后以徒手方法进行复苏的抢救方法。其目的是在心脏骤停后第一时间内使全身重要器官获得最低限度的紧急供血供氧，为进一步复苏创造条件。BLS包括一系列的序贯的评估和行动，可用CABD四个英文字母来概括主要步骤：C（circulation）建立有效循环；A（airway）开放气道；B（breathing）人工呼吸；D（automated external defibrillation，AED）自动体外电击除颤，亦称电复律。

## 一、C——判断意识和有无脉搏，建立有效循环

### （一）判断意识

当救助者已经确认环境安全，就应该检查患者的反应。在检查中，可以拍打其双侧肩膀，并在其耳旁问“你还好吗?”如无反应，可立即用手指甲掐压其人中穴或合谷穴 5 秒；仍无反应者可判断为意识丧失。

### （二）立即呼救

单独的急救者发现没有反应的成年患者，应该立刻启动 EMSS，如果条件允许，在可取得一台自动体外除颤器（AED）后，立即返回受害者处进行 CPR 和除颤。如果有两个或更多个急救者，应首先开始 CPR；其他人呼救和取得 AED。如果是单独的急救者发现淹溺者或其他任何年龄的窒息者（原因为呼吸骤停），应该先进行 5 个周期的 CPR（大约 2 分钟）后再呼救。呼救时应准确告知地点、所发生的事件、患者的数量和伤情、已经进行的救助方式，最好在接线员的询问结束后，再挂断电话，并保持通信通畅。

### （三）体位摆放

在进行 CPR 之前，首先将患者仰卧于硬质的平面。如果意识丧失的患者为俯卧位，应将其转为仰卧位，转动时应一手托住患者的颈部，另一手扶其肩部，使患者沿躯体纵轴整体翻转，避免颈部外伤患者造成颈髓损伤。如果为住院患者，已有人工气道（如气管插管、喉罩或食管气管联合式导气管）但不能放置为仰卧位（如脊柱手术中），则应努力在俯卧位进行 CPR。

### （四）脉搏判断

心脏停止有效泵血的重要体征是大动脉搏动的消失，但因操作难度较大，现场检查的准确率只有 60%，故对现场普通救援者不要求进行脉搏检查，而通过无意识、无呼吸、面色苍白或发绀、瞳孔散大等体征协助判断。医务人员检查颈动脉的时间也不能超过 10 秒，如 10 秒内不能确定有无脉搏应立即开始胸外心脏按压。

检查方法：救护者用食指和中指指尖触及患者环甲软骨，再向自己同侧滑动约 3 cm，至胸锁乳突肌内侧缘进行触摸。如颈动脉无搏动，即可判断心脏骤停，应立即进行胸外心脏按压。检查颈动脉搏动时，不可同时压迫双侧颈总动脉，否则会影响脑部血供；也不能压迫力量过大，避免刺激颈动脉窦使迷走神经兴奋反射性地引起心脏抑制。

### （五）胸外按压

胸外按压是在胸骨中下 1/3 交界处或两乳头连线中点处实施连续规则的按压。按压可以使胸内压力升高和直接挤压心脏而引起血液流动。尽管正确地实施胸外心脏按压能使收缩压峰值达到 60~80 mmHg，舒张压略低，但颈动脉的平均动脉压很少超过 40 mmHg。尽管胸外心脏按压所产生的心排出量仅有正常时的 1/4~1/3，但是对于大脑和心肌的氧气和血液供给至关重要。

1. 机制

胸外心脏按压产生血液循环的原理有“心泵机制”和“胸泵机制”两种理论。“心泵机制”理论认为，胸部按压时，心脏由于受到胸骨和脊柱的挤压，导致心脏内的血液射向主动脉，形成血流；“胸泵机制”理论则认为，胸外心脏按压引起胸膜腔内压升高并均匀地传至胸廓内所有大血管，主动脉收缩压明显升高，血液向胸外动脉流去，大静脉壁比动脉壁薄，当胸内压力增大时被压陷及单向静脉瓣的阻挡，血液不能从静脉回流入心。当按压放松时，胸骨回弹，胸内压力降低，静脉管壁亦回弹，当胸内压力低于静脉压时，静脉血回流入心脏，如此反复。在人工循环的动力中“心泵”“胸泵”两种机制共存，在一定条件下发挥各自的作用。

2. 按压方法

患者应以去枕仰卧位躺在硬质平面（如平板或地面）上，急救者立或跪在患者一侧，按压部位在胸部正中胸骨的中下 1/3 处或双乳头连线中点。应该把一只手掌根放在胸部正中双乳头之间的胸骨上，另一只手掌根平行重叠压在前手背上，双手手指交叉或相互握持，手指翘起不接触胸壁，只以掌根部位接触按压部位。急救者两手臂位于胸骨正上方，肘关节伸直，利用上身的力量垂直下压，胸骨下陷深度至少 5 cm，然后迅速放松，使胸壁完全回弹，使血流返回心脏。按压的频率为至少 100 次/分，按压时间和放松时间相等，力量均匀平稳。

3. 注意事项

（1）按压部位要准确：按压部位太低，可能损伤腹部脏器或引起胃内容物反流；部位太高，可伤及大血管；部位不在胸骨上，则可能引起肋骨骨折、肋骨与肋软骨分离等并发症。

（2）成人按压深度至少 5 cm，过轻达不到效果，过重易造成损伤。

（3）按压节律均匀，配合人工呼吸后频率以 18 秒完成 30 次按压为宜。

（4）按压姿势正确，注意肘关节伸直，双肩位于双手正上方，按压放松时，手掌根部不离开胸壁，以免按压点移位。

（5）患者在有呼吸异常时需要配以人工呼吸，成人单人或多人抢救时按压-通气比值均为 30∶2，即每 30 次胸外按压间隔 2 次人工呼吸。但如果患者已建立人工气道，并使用机械通气时，按压以至少 100 次/分的频率进行，不用按照人工呼吸时停顿按压。

（6）双人或多人急救时，每 2 分钟，即 5 个 CPR 循环（5 次 30∶2）后，应相互轮换，以防止按压者疲劳、按压质量下降，轮换中断时间不超过 5 秒。

（7）在 CPR 过程中尽量减少不必要的中断，特别是胸外心脏按压的中断，会使胸膜腔内压急剧下降，影响按压效果。

（8）连续进行 5 个 CPR 循环（2 分钟）后，应检查患者的呼吸和颈动脉搏动，但检查时间不超过 10 秒。

（9）在 CPR 过程中不能搬动患者。

4. 开胸心脏按压

开胸心脏按压可应用于心胸外科手术后早期或胸腹已被打开的情况下发生的心脏骤停，技术要求高，必须由心胸外科医生执行。在左前外侧第 4 肋间切口，以右手进胸。进胸后，右手大鱼际肌和拇指置于心脏前面，另四个手指和手掌放在心脏后面，以至少 100 次/分的速度，有节律地挤压心脏。也可用两手分别置于左、右心室同时挤压。

## 二、A——开放气道

意识丧失后患者肌肉失去张力，仰卧时舌和会厌容易后坠阻塞气道。口鼻分泌物及呕吐物也可造成气道阻塞，因此，保持呼吸道通畅是准确判断呼吸和施行人工呼吸的先决条件。具体方法如下：

### （一）清除口鼻分泌物及呕吐物

将仰卧的患者头偏向一侧，迅速松开衣领、围巾、皮带等束缚物，取出活动性义齿，口内有异物或呕吐物者，应迅速清除。

### （二）手法开放气道

急救人员对证明没有颈部外伤者可以采用仰头抬额手法开放气道，即急救人员一手置于患者的前额，手掌用力向后下压，使头向后仰，另一手放在颏骨内面，用力向上抬起，使患者下颌向上抬，抬高程度以下颌角与耳垂的连线垂直于地面为宜。注意抬颏骨的手不要压迫颈部软组织，否则易造成气道梗阻。如怀疑颈椎损伤，开放气道应该使用没有头后仰动作的托颌方法，即急救者用两手将患者下颌骨的下颌角托起，使下颌骨前移。但是如果托颌手法无法开放气道，则应采用仰头抬须手法，因为在 CPR 中维持有效的气道、保证通气是最重要的。

## 三、B——建立人工呼吸

人工呼吸是利用人工的方法使气体有规律地进入和排出肺部，供给机体基本的氧气并排出二氧化碳，是在 BLS 口对口（鼻）人工呼吸时最为简单有效的首选急救措施，适用于院前和医院中尚未建立人工气道的患者。

口对口人工呼吸是借助急救者呼气的力量来推动患者的肺、膈肌和胸廓的活动，使气体被推动进入或排出肺，以保证机体氧的供给和二氧化碳的排出。操作方法：在保持气道通畅的前提下，急救者一手托住患者颏部，并用拇指将口腔打开，另一手压住患者前额使头保持后仰姿势，用拇指和食指捏住患者的鼻腔，急救者吸气后，用自己的双唇将患者口完全罩住，呈密闭状，缓慢吹气，时间大于 1 秒，见到患者胸廓抬起为有效，然后松开患者口鼻，让患者的胸廓及肺依靠其弹性自动回缩，排出肺内二氧化碳。人工呼吸最常见的困难是开放气道，所以如果患者的胸廓在第一次人工呼吸时未发生起伏，应该重新开放气道，再进行第二次人工呼吸。

人工呼吸的频率应依据患者情况而异，如患者呼吸、循环均已停止，单人急救时呼吸应与胸外按压比例交替进行，每 30 次胸外按压进行 2 次人工呼吸；如患者已有人工气道且为双人急救，实施通气者可以进行每分钟 8～10 次的人工呼吸，而不用被胸外按压打断；对无呼吸但尚有循环（可触及大动脉搏动）的患者进行人工呼吸的频率为 10～12 次/分或每 5～6 秒 1 次。

经研究潮气量 8～10 mL/kg 可以维持正常的氧合和排出二氧化碳。CPR 时患者的心排出量为正常的 25%～30%，所以来自肺的氧摄取和经肺的二氧化碳排出均减少。在成人进行 CPR 对低通气量也可以维持有效的氧合与通气，每次的潮气量以 500～600 mL（6～7 mL/kg）为宜。

患者牙关紧闭不能开口、口严重创伤或口对口封闭困难者，推荐使用口对鼻人工呼吸，注意向患者鼻腔吹气时，应使其口腔紧闭。对婴儿、新生儿进行人工呼吸时，急救者的口可将患儿口鼻一并包住进行。

## 四、D——电复律

电复律术是指用外加的高能量脉冲电流通过心脏，使全部或大部分心肌细胞在瞬间同时除极，造成心脏短暂的电活动停止，抑制异位兴奋灶，然后由最高自律性的起搏点（通常为窦房结）、重新主导心脏节律的治疗过程。因常用于室颤患者的急救治疗，也被称为电除颤。

除颤应当越早越好，早期除颤对于挽救心脏骤停患者的生命至关重要，其原因：①心脏骤停最常见和最初发生的心律失常是心室纤颤（VF）；②电除颤是终止 VF 最有效的方法；③随着时间推移，成功除颤的机会迅速下降；④短时间 VF 即可恶化并导致心脏泵血停止。当急救者在院外目睹心脏骤停并且现场有除颤仪或 AED 可用，只要除颤仪或 AED 准备就绪，则应立即使用。

### （一）同步电复律

同步触发装置能利用患者心电图中的 R 波来触发放电，可用于转复 VF 以外的各类异位性快速心律失常。同步电复律在使用时，其电击能量要低于非同步电复律。这些低能量电击应保证同步化，因为如果出现非同步化则很可能造成 VF。

### （二）非同步电复律

也称异步电复律，其电脉冲的释放不受 R 波的控制，是 VF 最有效的治疗方法。与同步电复律比较，需要较高的电量。

### （三）电量选择

根据除颤波形的不同，现代除颤仪分为两种类型，即单相型和双相型。虽然单相波形除颤仪先应用于临床，但现在几乎所有的人工除颤仪和 AED 都使用双相波除颤。使用双相方形去极波形时应选择 150～200J，但首次电击时使用直线双相波形除颤则应选择 120J，第二次以及以后的双相电击选择相同或更高的能量。单相波首次和连续除颤均为 360J。

### （四）电击方法

《2010 美国心脏协会心肺复苏和心血管急救指南》提倡，CPR 与电除颤要联合使用，并称之为“关键性联合”。VF 维持数分，心肌将耗尽所有的氧和代谢底物。短期的胸部按压可输送代谢底物和氧，延长 VF 的除颤时间窗，增加电击心律转复的概率，并提供少量的血流为脑和心脏输送一些氧气以维持代谢的基本需要。研究显示，如果在从目击院外心脏骤停到给予电除颤这段时间给予 CPR，患者的生存率可提高 2 倍，因此，在除颤仪或 AED 准备期间不能停止 CPR 操作，推荐采用“1 次放电+5 组 CPR”方案，即 1 次电击后立即恢复 CPR，在进行 5 个循环的 CPR 后，用 AED 分析心律，必要时进行再次电击。胸部按压和电击间隔时间越短，除颤成功的可能性越大。减少按压到电击的时间间隔，即使是 1 秒，也能增加电击成功的可能性。

# 第三节　进一步生命支持

进一步生命支持又称二期复苏或高级生命维护，是指在 BLS 基础上应用器械、药物和特殊技术，进一步建立和恢复有效的通气和循环，明确病因，治疗原发病，控制心律失常，为脑复苏提供良好的前提和基础。一般在医疗单位或由专业医务人员进行。包括建立静脉输液通道、药物治疗、人工气道、机械通气等一系列维持和监测心肺功能的措施。应该提出的是，ALS 和 BLS 并不是两个截然分开的环节，在专业人员到达及抢救条件具备的情况下，将 ALS 和 BLS 结合同时进行，可取得更好的抢救效果。

## 一、明确诊断

尽可能迅速进行心电监护和必要的血流动力学监测，明确引起心脏骤停的病因，以便及时采取相应的救治措施。

## 二、进一步呼吸支持

为了改善氧合功能，只要具备供氧条件，治疗者应该在基础生命支持和高级心脏循环生命支持过程中给予 100%的纯氧吸入。吸入高浓度氧往往会使动脉血氧饱和度达到最大值，从而达到最佳的动脉血氧含量。当心排出量受到限制时，这将有助于氧的输送（心排出量×动脉血氧含量）。这种短期的氧疗方案不会造成氧中毒。

### （一）口咽通气道

口咽通气道可应用于无知觉（无反应）并缺乏咳嗽或者咽反射的患者，经口插管将舌根与咽后壁分开，其目的在于阻止舌阻塞气道。但置入口咽通气道手法不正确时会将舌压向下咽部，导致气道梗阻。

### （二）鼻咽通气道

鼻咽通气道对于存在气道阻塞或者存在气道阻塞风险的患者是有帮助的，特别是对于下颌很紧，置入经口气道有困难的患者鼻咽通气道更为适用。对于没有很深的意识障碍的患者鼻咽通气道比经口通气道更易于耐受。但鼻咽通气道置入可引起近30%的患者鼻黏膜损伤而致出血。

### （三）气管插管通

过口对口人工呼吸和简单通气道的建立，可迅速给肺供氧，但易导致通气不足和胃胀气。气管内插管可以保持气道开放，便于吸痰，输送高浓度氧，提供备选的给药途径，输送稳定的潮气量，避免误吸。气管内插管是保持气道通畅、保证有效人工通气的重要复苏措施，有条件时应及早进行。

### （四）球囊-面罩给氧

由面罩、活瓣、呼吸囊组成的简易供氧装置，又称简易呼吸器，已广泛应用于临床。操作时，使患者头部后仰，将面罩紧紧固定于患者口鼻部，用手掌挤压呼吸囊，将囊内气体吹入肺内。当松开呼吸囊时，胸廓和肺被动弹性回缩而将肺内气体“呼出”。呼吸囊上还有供氧的侧管，能与氧气源连接，输送高浓度氧到肺内。

### （五）呼吸机给氧

呼吸机是性能完善、结构精细的自动机械装置，可按要求调节多项呼吸参数，并有监测和报警系统。使用这种呼吸器不仅能进行有效的机械通气，而且能纠正患者的某些病理生理状态，起到呼吸治疗的作用，主要在院内使用。

## 三、进一步循环支持

### （一）主动按压-减压 CPR（ACD-CPR）

主动按压-减压 CPR 是使用一个装配有负压吸射装置的设备，能在减压阶段主动吸抬前胸以增加静脉血回流至心脏。研究发现，无论是院内还是院外条件下心脏骤停抢救时，由训练有素的急救者进行主动按压-减压 CPR 能改善患者的血流动力学，从而提高长期存活率。

### （二）胸腹部加压-减压 CPR

给氧胸腹部加压-减压 CPR 结合了间歇性腹部按压 CPR 和主动按压-减压 CPR 的概念。它使用双吸盘紧贴患者胸部和腹，用手交替按压胸部和腹部，可使胸部和腹部交替产生负压。

### （三）胸外按压机械泵

机械泵设备通过安装在机器上的气动活塞来按压胸骨部分以达到胸外心脏按压的目的。在患者心脏骤停环境难以开展手工 CPR 的情况下可以考虑使用机械泵。这种设备应该设定与标准 CPR 一致的参数，应有足够的按压深度，按压频率至少为 100 次/分，按压-呼吸比为 30∶2（直到建立人工气道为止），下压时间应为整个按压周期的 50%，按压结束才能使胸壁有足够的时间回弹。

## 四、药物治疗

在心脏骤停治疗中，基础 CPR 和早期除颤为第一位，药物为第二位。复苏中用药的目的是为了激发心脏复跳并增强心肌收缩力，防止心律失常，调整酸碱失衡，补充体液和电解质。复苏时的给药务必快速准确，给药途径有静脉给药、气管内给药、心内注射等。

## （一）给药途径

### 1. 静脉给药

为首选的给药途径。分为外周静脉给药和中心静脉给药两种。如已有中心静脉置管应由中心静脉给药；如果没有中心静脉置管则应迅速由肘静脉穿刺给药。尽管外周给药后血药浓度达峰值时间较中心静脉晚，但有不影响 CPR 的优点。外周静脉推注给药时若以 20 mL 溶剂溶解，可使药物到达中心循环的时间提前 10 ~20 秒。

### 2. 气管内给药

如果已经气管内插管而静脉开放有困难时，可由气管内给药。一般先将以上药物的常规量以注射用水稀释到 10 mL，经气管内插管迅速注入。注药后立即行人工呼吸，使药物弥散到两侧支气管。将肾上腺素、血管升压素、阿托品、纳洛酮等药物以气管内给药方式使其进入患者体内，均可使患者较好地吸收，但同等剂量的血药浓度低于静脉给药，因此，气管内给药量为静脉用量的 2~2. 5 倍。

### 3. 心内注射

心内注射是用穿刺针在第 4 肋间胸骨左缘 1 ~ 2 cm 处垂直刺入心腔，将药物注射入血液的方法。心内注射给药操作难度较大，并发症多，故不宜作为常规注射方法。只有当静脉或气管给药途径无法建立时，才能使用心内注射给药。

## （二）肾上腺素（AD）

是心肺复苏中的首选药物，具有 α 与 β 肾上腺素能受体兴奋作用，可增加心肌收缩力，加快心率，增加心排出量，使外周血管阻力增加，而不增加冠脉、脑及肺血管的阻力，以保障心肌、脑的血流灌注和肺的气血交换，促使心室纤颤由细颤转为粗颤，提高电除颤成功率。静脉用药标准剂量为 1 mg，每 3~5 分钟可重复使用，并逐渐将剂量增加为 3 mg、5 mg；大剂量（10 mg）使用肾上腺素虽然短期效果好，但并不能增加存活率，且不良反应大，故不推荐。如果是使用外周静脉给药，应将药物稀释在 20 mL0. 9%氯化钠溶液中推注，可加快药物起效时间。但肾上腺素类药物不能与碳酸氢钠及其他碱性药物混合，否则可使前者失活。

### （三）血管升压素（VP）

是外源性抗利尿激素，当高于生理剂量时（超过抗利尿作用所需剂量时），可产生非肾上腺素能样的周围血管收缩作用。研究发现，在 CPR 后恢复自主心搏的患者血中血管升压素水平明显高于未恢复自主心搏的患者，提示给予血管升压素可能有助于自主心搏的恢复。当强心和缩血管药物升压效果不明显时，血管升压素可能有效。

### （四）阿托品（AT）

是副交感神经阻滞剂，能降低心肌迷走神经的张力，提高窦房结的兴奋性，加快心率和房室传导。适用于有严重窦性心动过缓并发低血压、低组织灌注或并发频发室性期前收缩者。心脏停搏时阿托品用量为 1.0 mg 静注，每隔 3~5 分可重复使用。在急性冠状动脉缺血或心肌梗死时应用阿托品应谨慎，因为心率增快可能使缺血恶化或梗死区扩大。

### （五）碳酸氢钠（SB）

机体缺血缺氧后必然有乳酸形成和二氧化碳蓄积，pH 明显降低，不仅抑制许多酶的活性，也使儿茶酚胺和拟肾上腺素药的活性降低，但这主要是呼吸性酸中毒，通过心肺复苏措施改善通气和血液循环，故不主张在复苏早期应用碳酸氢钠。只有在患者心脏骤停前，即存在代谢性酸中毒、高钾血症或巴比妥类药物中毒时可谨慎使用，避免应用过多而致医源性碱血症和高钠血症。碳酸氢钠的初始量可用 1mmol/kg，以后根据血气分析结果酌情增加，不必完全纠正酸血症。

（六）其他血管活性药物

在心跳恢复后，收缩压在 60 mmHg 左右时，可给予血管活性药物，如去甲肾上腺素、多巴胺、多巴酚丁胺等暂时性提高血压，但不宜作为长时间维持血压的办法。

## 第四节　延续生命支持

延续生命支持是指在对 BLS 和 ALS 评估的基础上，重点针对缺氧性脑损伤所采取的措施，目的是促进脑复苏。

### 一、急性脑缺血缺氧的病理生理

脑是一个血流量大、需氧量大、代谢旺盛的器官。成人脑组织约占体重的 2%，但血流量却占心排出量的 15%，占全身耗氧量的 20%。脑内能源贮备非常有限，对缺血缺氧的耐受性极差。因此，脑是全身耗氧量最多、最不能耐受缺氧的器官。心搏停止后，脑缺血缺氧所致的损害分原发性损害和继发性损害，即缺血缺氧对全脑造成的损害和血流再灌注加重全脑功能障碍和结构的损害。近来研究发现，脑血流中断和血流再灌注使脑细胞产生损伤是一个快速的代谢级联反应，包括许多环节，如能量障碍、细胞酸中毒、兴奋性氨基酸释放增加、细胞内 $Ca^{2+}$ 失稳态、自由基生成、凋亡基因激活等。这些环节互为因果，彼此重叠，并相互联系，形成恶性循环，最终导致细胞凋亡或死亡。

### （一）缺血期间（原发性）脑损伤

脑的能量95%来自葡萄糖的有氧代谢，而且能量是以ATP形式储存起来的。脑的能量仅来自血液中的氧和葡萄糖，一旦血流中断，能量代谢迅速发生变化。常温状态下，仅10秒脑内贮备的氧即耗尽，20~30秒后脑电活动消失，脑电图呈现平波，2~4分钟脑内贮存的葡萄糖和糖原耗竭，缺血后5分钟脑内ATP耗尽，能量代谢完全停止，所有需能反应，如钠泵、钙泵功能衰竭，4~6分钟脑细胞即可发生不可逆损害。脑能量衰竭导致离子泵功能衰竭，离子内稳态失常。细胞膜的离子转运立即发生障碍；细胞内 $K^+$ 外流及 $Na^+$、水内流增加，$Ca^{2+}$泵（$Ca^{2+}$-ATP酶）活性下降、失活，钙通道开放，$Ca^{2+}$大量内流，引起细胞内钙超载。由于有氧代谢停止，无氧代谢产生大量乳酸，导致缺血性乳酸性酸中毒。

### （二）再灌注后（继发性）脑损伤

当自主循环恢复，脑组织再灌注后，脑缺血性改变仍在发展，脑细胞可出现不可逆性损害。在脑再灌注后早期，血流量高于正常水平，但分布却不均匀，微循环灌注量并不一定良好。由于脑血管痉挛、收缩、受压，脑组织内皮细胞肿胀，血液高凝状态等因素，脑循环呈现持续低灌流状态；脑细胞继续缺血缺氧。因缺血缺氧，细胞膜上的离子泵衰竭，细胞内钙、钠、氯化物与水潴留，血脑屏障受损，脑毛细血管通透性增加，导致血浆蛋白与水分外流，细胞外液增加导致脑水肿及颅压（ICP）升高，加剧了脑细胞缺血缺氧，再加上多种相互关联的代谢级联反应所产生的内源性损伤因子的参与，加速了脑细胞变性与坏死。

## 二、脑复苏的主要措施

脑复苏成败的关键在于：①尽量缩短脑循环停止的时间；②有效降低颅压、降低脑代谢、改善脑循环；③打断病理生理进程，促进脑功能恢复。

### （一）脑复苏治疗措施

#### 1. 体位

头部及上半身抬高10°~30°，防止颈部扭转压迫颈静脉，以利于静脉回流。

#### 2. 维持血压

因脑血管自动调节功能丧失，脑血流（CBF）主要依靠脑灌注压（CPP），而脑灌注压与平均动脉压（MAP）成正比（MAP＝舒张压+1/3脉压），故应维持患者MAP在90~100 mmHg，才能保证较好的脑血流灌注。

#### 3. 保持呼吸道通畅

充分给氧，应用呼吸机实行过度通气，降低$PaCO_2$，维持$PaCO_2$在25~35 mmHg。纠正低氧血症，保证脑组织充分供氧，有利于降低颅压，减轻脑水肿，促进脑复苏。

#### 4. 降温

头部降温可以降低脑代谢，降低颅压，减轻脑水肿，保护脑功能，是脑复苏的重要措施之一。可采用物理降温与药物降温相结合、以头部降温为主的降温方法。降温时间越早越好，温度以直肠温度30~32℃为宜。脑温度每降低1℃，脑代谢下降6.7%，颅压下降5.5%。降温时间酌情而定，一般为2~3天；重者1周以上，复温应遵循自然、缓慢的原则，24小时提高1~2℃，物理降温配合冬眠药物使用，效果更好。降温时出现寒战可用冬眠合剂治疗。

#### 5. 控制抽搐

抽搐可以加重脑水肿，增加脑能耗，应予控制。常用镇静药或解痉药，必要时可用肌松剂控制抽搐。常用药物有地西泮、异戊巴比妥、苯巴比妥等。

#### 6. 血液稀释及抗凝治疗

如低分子右旋糖酐、林格液、肝素等可降低血液黏稠度及凝固性，常用于复苏后改善脑循环。

7. 高压氧治疗

可以增加氧供给、收缩脑血管、减轻脑水肿、降低颅压、促进苏醒和脑功能恢复，有条件应尽早使用。

8. 脑电图（EEG）监测

在脑复苏过程中 EEG 波形的变化与预后有关，因此，实施 EEG 监测对于判断疗效、评估预后有一定价值。

（二）脑复苏的药物应用

1. 冬眠药物

可以降低脑代谢，减少低温时的血管痉挛、改善脑灌注，消除低温引起的寒战、辅助物理降温，可选择冬眠Ⅰ号或Ⅳ号肌内注射或静脉注射。

2. 脱水剂

通过脱水作用可以减轻脑水肿，降低颅压，改善脑循环，宜尽早使用。常用呋塞米或 20%甘露醇 125~250 mL，10~20 分钟内静脉快速滴入，亦可用呋塞米 20~40 mg 静脉注射，与甘露醇交替使用效果更好。

3. 激素

肾上腺皮质激素能维持毛细血管的通透性，修复血脑屏障的完整性，改善脑循环，稳定溶酶体膜，防止细胞自溶和死亡，有脑保护作用，应早期使用，首选药物为地塞米松，每天 10~30 mg 静脉滴入，3~5 天后停药。

4. 改善脑代谢药物

这类药物多有保护、修复脑神经，改善脑循环，增加脑血流，改善意识状态，促进大脑功能恢复和促醒作用。常用药物有胞二磷胆碱、纳洛酮、脑活素、细胞色素 C 及中药制剂等。

5. 巴比妥类药物

除了有镇静、安眠、止痉作用外，还能改善脑缺血缺氧，具有良好的脑保护作用。

6. 其他药物

如尼莫地平、盐酸氟桂利嗪、硝苯地平等钙离子通道阻滞剂，可以解除血管痉挛、改善脑循环、抑制自由基等有害物质。甘露醇、低分子右旋糖酐、维生素 E、维生素 C、硫喷妥钠、超氧化物歧化酶（SOD）、谷胱甘肽、过氧化氢酶等具有良好的自由基清除作用，常用于脑复苏。

## 三、复苏后监护

### （一）循环功能监护

包括心电图、脉搏、心率、血压、中心静脉压（CVP）、末梢循环观察等内容。监护过程中若出现心律失常、血压异常，CVP 偏高或偏低，观察肢体温度和甲床色泽等末梢循环征兆有异常时，均应及时报告医生并作相应处理。循环功能监护的重点在于维持脉搏、心率、血压、CVP 等在正常范围。

### （二）呼吸功能监护

观察患者有无自主呼吸、呼吸频率、节律；有无呼吸困难；气道是否通畅、机械通气模式及参数选择是否合理；有无皮下气肿；有无缺氧、发绀等供氧不足的表现，必要时进行血气分析，一旦发现异常应及时处理。为预防肺部感染，除了合理选用抗生素外，还应定时翻身、拍背、排痰、湿化气道。

### （三）肾功能监护

动态观察患者的尿量（每小时及24小时尿量）、色泽，测定尿比重，检测血清肌酐（Cr）、尿素氮（BUN）。肾功能监护不仅可以及时发现急性肾功能不全的早期征兆，有利于防治早期肾衰竭，而且在评估体液平衡状态和循环功能方面都有重要价值。

### （四）酸碱平衡及电解质监护

体液和酸碱平衡是维持人体内环境稳定和正常生理功能的必要条件，必须动态地进行血气分析和血清电解质监测。根据临床检测所获得的实际参数，结合患者生理和病理需要，调整治疗计划，维持体液、渗透压、电解质及酸碱等内环境的平衡和稳定性，避免发生呼吸性或代谢性酸碱失衡。

### （五）凝血功能监护

早期复苏患者凝血功能检测包括血小板计数、出凝血时间、凝血因子检测、抗凝血因子检测、凝血酶原时间、纤溶活性检测、血液流变学等检测，有利于早期发现和纠正凝血功能异常，尤其是对于早期诊断和治疗弥散性血管内凝血（DIC）更为重要。

此外，对复苏后患者的监护还包括营养状态、免疫功能、内分泌及代谢功能、重要脏器功能、感染情况等。至于如何选择监护内容，采用何种监护方法，应该根据患者具体情况和实际条件而定。

# 第五节　心肺复苏常见并发症及防治

在心肺复苏过程中，操作不规范易造成患者多个部位损伤。即使操作规范，仍可能出现一些并发症。因此，在复苏过程中护理人员要认真观察、及早发现、及时处理。

## 一、骨折

胸外按压时如果按压用力过猛、按压姿势不正确或患者骨质脆弱，常易引起肋骨骨折和胸骨骨折，其中肋骨骨折是最常见的并发症，发生率为25%。临床表现为出现骨折音、胸壁部分塌陷、异常活动等，操作者通过直观感觉即可判断。出现骨折应立即停止胸外心脏按压，防止内脏及血管、神经损伤，有条件的情况下可改为胸内心脏按压。

## 二、气胸或血胸

胸外按压出现骨折时，骨折断端移位易刺破胸膜引起气胸；刺破胸壁及肺血管可引起血胸或血气胸。可根据骨折情况、胸部积气体征及胸腔穿刺进行判断。一旦确诊应立即作相应的急救治疗，如张力性气胸立即穿刺排气、血胸穿刺引流，出血量大时应及时输血、输液，必要时应在复苏的同时做紧急开胸手术止血。

## 三、肝、脾破裂

胸外按压时用力过大过猛或胸廓下部肋骨骨折均可刺伤肝、脾，引起内脏大出血。按压位置过低导致剑突骨折也可向后损伤肝。主要根据体征及腹腔穿刺进行判断。一旦确诊，应立即作相应的急救治疗，及时输血、输液，必要时在复苏的同时做紧急剖腹手术。

### 四、心脏压塞

部分患者在心脏按压时由于钝力引起的心肌挫伤、心脏破裂、冠状动脉血管损伤等均可导致心包内积血，当压力升高到一定程度，便可引起心脏压塞。心内注射操作不当亦可形成心脏压塞。主要根据体征及心包穿刺进行判断。心包穿刺既可作为诊断手段也可作为治疗手段进行穿刺引流。应尽早进行心包切除术或心包开窗引流术。

### 五、充气性胃扩张

为人工呼吸时给予气量过大或时间过长可引起充气性胃扩张，表现为在 CPR 过程中发现腹部逐渐隆起；出现急性胃扩张应尽早行气管插管，也可放置胃管减轻压力。

### 六、误吸

常见于饱胃患者发生心脏骤停进行 CPR 时，胃内容物经食管反流而引起误吸，表现为 $PaO_2$ 降低，两肺呼吸音减低，并有湿啰音。证实有误吸应加强呼吸道的管理，并给予抗菌药物预防感染。

## 第六节　婴儿和儿童心肺复苏术的特点

由于儿童和成人患者心脏骤停病因学上的差异，在指南推荐的复苏顺序上有所不同。由于无法区别儿童和成人患者在心脏骤停时单个解剖和生理上的特征，专家们在基于大量先前标准和易于教学的基础上达成了年龄划分的共识。在《2010 美国心脏协会心肺复苏和心血管急救指南》里推荐：新生儿 CPR 用于出生后的第一小时还没有离开医院的新生儿，婴儿 CPR 用于小于 1 岁的患者，儿童 CPR 用于 1~8 岁的患者，成人 CPR 用于大于 8 岁的患者。

### 一、意识判断

对于儿童可采用拍肩呼喊的方式判断患儿意识。对于新生儿及婴儿可用手拍击其足跟部或掐压合谷穴，如有哭泣，则表明有意识。新生儿出生时可从“是否足月妊娠、羊水是否被胎粪污染或感染、有无呼吸或哭声、肌张力是否正常”四个方面判断，若有一项为否，则意味着需要复苏。

### 二、开放气道及呼吸判断

采用仰头抬额手法开放气道，因为婴儿颈部柔软，要注意保持开放位置。用少于 10 秒的时间检查患者是否有呼吸。周期性的喘息也称濒死性喘息，不是正常的呼吸。

### 三、人工呼吸

儿童采用口对口人工呼吸法，新生儿及婴儿多采取口对口鼻人工呼吸法，均以胸廓抬起为有效呼吸。儿童和婴儿单人复苏时心脏按压与呼吸频率之比同成人 CPR（30∶2）；双人复苏时心脏按压与呼吸频率之比为 15∶2；新生儿复苏的呼吸频率为 30 次/分。如果患儿有心跳而没有呼吸，呼吸的支持频率更应加快，儿童和婴儿达到 12~20 次/分。新生儿达到 40~60 次/分。

### 四、循环判断

婴幼儿因颈部肥胖，颈动脉检查难度较大，可触摸股动脉检查。如果 10 秒内没有明确感知脉搏，即可进行胸部按压。尽管有供氧和通气，但患者脉搏<69 次/分并有灌注不足的征象（即苍白、发绀），也应开始胸部按压。

## 五、胸外心脏按压

视儿童的体型将一手或双手手掌根部置于胸骨下段（同成人法），注意避免压迫剑突和肋骨。将胸部压到接近胸部前后径的1/3~1/2。婴儿和新生儿按压部位为紧贴乳头线的下方，按压有两种方法：双手拇指按压，其余手指环绕胸廓和支持背部（双拇指一环抱术），或以一手的两指按压，另一手支持背部。因为双拇指-环抱术比双指法可产生更高的收缩期峰值和冠状动脉灌注压，所以建议对新生儿实行胸外按压时采用前者。新生儿按压深度为胸部前后径的1/3。

## 六、胸外心脏按压与人工呼吸的比例

儿童与婴儿胸外心脏按压与人工呼吸的比例在单人复苏时为30∶2，双人复苏时为15∶2。新生儿按压与通气应达到3∶1，即每分钟120次动作中给予90次胸外心脏按压和30次通气。

# 参考文献


[1] 吴东．内科住院医师手册[M]．北京:人民卫生出版社,2013.

[2] 张波．急危重症护理学[M]．北京:人民卫生出版社,2012.

[3] 郑静晨,张利岩,陈秀荣．实用急救护理与操作流程手册[M]．北京:人民军医出版社,2009.

[4] 丁淑贞．临床急诊护理细节[M]．北京:人民卫生出版社,2007.

[5] 孙永显．急救护理学[M]．北京:人民卫生出版社,2010.

[6] 刘书祥．急重症护理学[M]．上海:同济大学出版社,2008.

[7] 许铁,张劲松．急救医学[M]．南京:东南大学出版社,2010.

[8] 孙刚,刘玉法,高美．院前急救概要[M]．北京:军事医学科学出版社,2010.